김순철의
탈모 노트

김순철의 탈모 노트

1판 1쇄 발행 2023년 9월 8일

저자 김순철

교정 신선미   **편집** 김다인   **마케팅·지원** 김혜지

펴낸곳 (주)하움출판사   **펴낸이** 문현광

이메일 haum1000@naver.com   **홈페이지** haum.kr
블로그 blog.naver.com/haum1000   **인스타그램** @haum1007

ISBN 979-11-6440-350-9(13510)

좋은 책을 만들겠습니다.
하움출판사는 독자 여러분의 의견에 항상 귀 기울이고 있습니다.
파본은 구입처에서 교환해 드립니다.

| 서 문 |

사람이 살다 보면, 우연이라고 표현할 수밖에 없는 계기들이 있는 듯하다. 사실 전공 분야도 그렇고 그동안 살아온 경험에 비추어 보아도 탈모 분야에 대해 관심을 갖고 전념하게 된 것은 우연이라는 말을 빼고는 설명하기 어려운 것 같다. 아무튼, 시작은 그랬다.

탈모 분야에 대해 관심이 생겨나서, 하나씩 알아 가고 모르는 것에 대해서는 최대한 자료 등을 찾아보고, 그 분야의 전문가들을 찾아다니며 물어보기 위해 먼 지방을 마다하지 않고 찾아 달려갔다.

누가 억지로 시켜서는 할 수 없는 일이었다고 생각한다. 그만큼 매우 흥미로운 분야이기도 하고, 스스로의 부정적인 선입견에서 벗어나면 '충분히 도전해 볼 만한 의미 있는 일'이라고 생각되었다. 뒤늦게 다소 낯선 분야에 이렇게 열정이 생겨난다는 것도 논리적으로 설명하기는 어렵다.

관심을 갖게 된 이후로 탈모로 인해 고통받는 사람들을 바라보는 시각이 확실히 달라졌다. 탈모로 고통받는 사람들이 의외로 많다는 것과 그 고통이 상상을 뛰어넘는 경우도 있다는 사실도 알게 되었다.

어느 탈모 환자가 "탈모는 외로움과의 싸움이고 외로움 자체이다."라고 표현 한 것을 보았다. 그 한마디에 많은 고통의 의미가 함축되어 있다는 것도 어느 정도는 공감할 수 있게 되었다. 다른 사람들과 상의하지 못하고, 중증 탈모를 겪지 않는 사람들은 이해하기 어려운 고통일 것이다.

아직 정복하지 못한 대표적인 질병이 치매와 탈모이다. 탈모는 정말 어려운 분야다. 적어도 빠른 시간내에 만족할 만한 효과가 있는 치료약이 개발되기는 어려울 것이라고 생각된다.

그렇다고 길이 없는 것은 아니다. 우선 탈모를 야기할 수 있는 잘못된 습관부터 조금씩 고쳐 나가도 상당한 효과가 있을 것이라는 확신은 든다.

필요하면 병원에서 치료받아야 한다. 그러나 주변에서 쉽게 구할 수 있는 탈모에 효과가 있다고 '과학적으로 검증된 식물'들을 잘 활용해 보는 것도 좋은 방법이라고 생각한다. 꼭 화학약품에만 의존할 필요는 없는 것이다.

어떤 방법으로 탈모를 치료할 것인지는 탈모인의 선택 영역이다.

그러나 탈모인 스스로 알고 대처하는 것과 모르면서 무작정 시도해 보는 것은 많은 차이가 있을 것이다.

자료를 찾아보면서, 정말 잘못된 정보들과 별로 중요하지 않은 것들을 지나치게 강조하여 탈모로 고통받는 사람들에게 오히려 혼란과 부담을 줄 수 있는 내용도 많이 마주치게 되었다.

그리고 실제 탈모 시장에서는 탈모에 도움이 된다는 제품이 혜성처럼 등장하였다가 사라지는 씁쓸한 경우들도 지켜볼 수 있었다. 이런 방법이나 제품들이 탈모로 어려움을 겪는 사람들에게 얼마나 도움이 될까 하는 강한 의문이 들 때가 많았다.

탈모에 정말 도움이 되는 제품을 만들어 보아야겠다고 생각하게 되었고, 나름 최선을 다하고 있다. 인도의 병리학자 의사 등과 공동으로 모낭의 줄기세포를 포함한 미세인자들을 효소 분해 등을 통하여 추출한 후 이를 주사액으로 만드는 특허도 출원할 수 있었다.

그리고 기존의 치료 약인 미녹시딜이나 피나스테리드보다도 더 효과적이면서 부작용은 적은 약효식물들과 그 추출물을 찾기 위한 많은 노력이 이루어지고 있고, 그동안 상당한 성과도 있었음을 알게 되었다.

이렇게 과학적으로 검증된 식물들을 바탕으로 탈모에 도움이 되는 성분들을 어떻게 효과적으로 추출하고, 이들 성분이 목표 부위인 모낭까지 잘 흡수되도록 하는 천연 두피 침투 촉진제를 적절히 활용할 수 있는 방법을 찾아가고 있다.

금년 초에 《탈모, 알면 길이 보인다》라는 책을 서둘러 쓰게 된 것은 탈모 시장에서 정보의 왜곡이 너무 심각했기 때문이다. 탈모에 대한 정보의 부족도 심각하지만, 정보의 비의도적, 의도적 왜곡은 많은 부작용을 초래할 수밖에 없다.

책의 제목이 말해 주듯이, 탈모로 고통을 받는 사람들이 자기 자신의 문제인 탈모에 대해 최소한의 올바른 기본 지식을 갖고 대응하였으면 하는 마음으로 책을 썼다.

최대한 과학적으로 검증된 객관적인 내용만을 포함하고, 탈모에 대응할 힘을 갖출 수 있도록 단편적인 지식이 아닌 전반적인 내용을 담으려고 노력했다.

그러나, 시간이 지나고 보니 부족한 부분들이 있다는 생각이 들면서 너무 서둘러 출간하지 않았나 하는 아쉬움이 크게 다가왔다. 그래서, 내용을 대폭 수정하고 보완하여 더욱 알차게 하였다. 내친김에 책 제목도 그에 걸맞게 《김순철의 탈모 노트》라는 이름으로 바꾸었다.

《김순철의 탈모 노트》는 저자가 탈모 제품을 개발하기 위한 목적으로 내용들을 기록해 놓은 것들이다. 그런만큼, 탈모에 관한 전반적인 지식들을 폭넓게 담고 있다. 이 책을 읽고 나면 탈모에 대한 상당 수준의 지식과 다양한 탈모 상황에 대처할 힘을 갖출 수 있게 되리라 확신한다.

흔히들 아는 만큼만 보인다고 한다. 탈모 분야는 아직까지는 확립된 치료 방법이 마땅히 없기 때문에 알아야 한다. 알고 있어야 올바른 치료 방법을 선택할 수 있고 나름의 길을 찾을 수 있다.

조금이라도 더 도움이 되고, 쉽게 이해할 수 있도록 나름 최선을 다했다.

그럼에도 불구하고 이 책의 내용을 읽다 보면, 불가피하게 매우 생소한 성분 용어들과 우리 신체 기관과 관련한 이름이 다수 등장한다. 그래서 다소 어렵게 느껴질 수 있겠지만 이런 용어들도 있나 보다 하고 부담 없이 읽어나가면 될 것이다.

본 저자는 탈모에 대해 공부를 하게 되면서, 현재 화학 치료제가 효과성(Effectiveness)과 안정성(Safety) 면에서 많은 문제가 있으므로, 약효식물들에 대해 상당한 매력을 갖게 되었고, 이들을 활용하여 탈모에 도움이 될 수 있는 제품을 개발하기 위해 노력을 집중하고 있다.

그래서 이 책의 여러 곳에서 각종 약효식물에 대한 이야기가 많이 나오며, 본 저자는 현재 상황에서는 화학 치료제의 대안은 식물에 있다고 확신하고 있다.

목차

제1장 │ 머리카락은 어떻게 자라나는가

제2장 │ 탈모의 원인은 무엇인가

제4장 | **모낭과 머리카락도 피부의 일부이다**

제5장 | 정확하게 알고 대처해야 한다

제6장 | 탈모 치료의 대안으로서 약효식물들

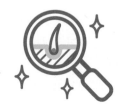

| 들어가면서 |

정확한 통계는 어렵지만, 대한탈모치료학회 추산으로는 우리나라 탈모 인구가 1,000만여 명에 달한다고 한다. 우리나라 인구의 4분의 1인 25%에 해당하는 인구이다. 반가운 일은 결코 아니지만, 탈모가 그만큼 남녀노소를 불문하고 많은 사람에게 영향을 미치고 있고, 탈모로 고민하는 사람들이 많아졌고, 이에 대한 관심도 커졌다는 것을 의미할 것이다.

탈모는 유독 우리나라만 심각한 것은 아니다. 중국 국가위생건강위원회에 따르면, 2019년 기준 중국의 탈모 인구는 2억 5천만 명으로 우리나라 탈모 인구의 25배에 이른다. 2030년에는 무려 3억 3천만 명까지 증가할 것으로 전망했다. 매우 특이한 점은 중국의 탈모 인구 중 18~30세의 젊은 층의 비중이 무려 67%에 이른다는 점이다.

2022년 대통령 선거에서 한 후보의 공약인 "탈모 치료에 대한 건강보험 적용 범위를 확대해서 탈모인에게 혜택을 더 주도록 하겠다."라는 내용은 비(非)탈모인 입장에서는 큰 반향을 일으키지 못할 거라고 생각되었을 수도 있었을 것이다.

그러나 예상외로 그 공약이 큰 이슈가 되고 큰 사회적 반향을 일으키는 것을 볼 수 있었다. 이런 사례만 보더라도 탈모에 대한 관심이 얼마나 큰 것인지를 방증하는 것일 것이다.

탈모는 불과 수십 년 전만 하더라도 '**중장년 남성의 전유물**'로만 여겨졌고 심각하게 생각하는 사람도 많지 않았다. 그런데, 요즘은 남녀노소를 구분하지 않고 탈모에 대한 관심이 부쩍 커졌음을 실감하게 된다.

소득 수준의 증가 등으로 외모에 대한 관심이 커진 영향도 있겠지만, 실제로 탈모 현상이 연령과 성별을 구분하지 않고 광범위하게 확산되었기 때문이기도 하다.

이처럼 탈모 현상이 광범위하게 확산한 원인은 과거보다 이른 나이에 찾아오는 사춘기와 수명의 연장, 변화된 현대인의 생활 습관과 환경적 요인의 영향도 작용했을 것이다. 합성 계면활성제가 들어 있는 샴푸 등 화학제품의 과다한 사용, 인스턴트 식품의 과다 섭취, 공기 등 환경 오염물질에의 노출, 현대인의 정신적 스트레스의 증가 등을 생각해 볼 수 있다.

특히 이제 막 사회생활을 시작하려는 젊은이들에게는 탈모가 단순한 자연적 현상이라고 치부하고 넘어갈 성질의 차원의 것이 아니다. 탈모를 겪지 않는 일반인에게는 탈모가 단순한 외모나 미용의 문제로 인식될지 모르지만, 정작 탈모를 겪고 있는 당사자에게 탈모는 단순한 외모나 미용의 문제를 넘어서는 심각한 문제인 것이다.

현행 의료체계에서는 탈모가 당장 생명에 영향을 미치는 '질병'으로 분류되고 있지는 않지만, 오히려 다른 중증 환자가 겪는 것과 비슷하거나 그 이상의 심리적, 정신적인 트라우마(Trauma)를 초래하고, 자신감 상실 등으로 사회생활과 '삶의 질(quality of life)'까지 악영향을 미치게 된다는 연구 결과도 많이 있다.

탈모인의 특징 중 하나는 유난히 샤이(Shy) 탈모인이 많다는 것이다. 탈모가 있음에도 숨기려는 경향이 강하고, 다른 사람으로부터 머리카락이 많이 빠져 보인다는 말이라도 들으면 버럭 화를 내는 경우도 꽤 있다.

탈모가 자신의 외모와 직접적인 연관성이 있고, 그만큼 탈모로 스트레스를 받고 있는 사람들이 많다는 의미이기도 하다. 외모는 남녀노소를 불문하고 매우 중요한 삶의 질적인 요소이기 때문이다.

그런데 현재 탈모를 치료하고 싶어도 알려진 효과적인 치료 방법이 별로 없다는 것이 가장 큰 문제이고 현실이다. 병원 치료를 받아 크게 효과를 보았다는 사람들이 많지 않다 보니 병원을 찾아 치료를 받는 사람의 비율도 전체 탈모인 1,000만 명 중 2~3%에 불과한 연간 약 24만 명 정도이다.

더욱 난감한 것은 탈모인에게 탈모에 관한 정확한 정보나 지식을 제공해 주는 곳도 많지 않다. 탈모에 대한 관심은 매우 큼에도 불구하고, 정작 당사자인 탈모인들이 탈모에 대해 아주 기본적인 지식도 갖고 있지 못하고 있는 실정인 것이다.

상황이 이렇다 보니 본인의 삶의 질에 심각한 영향을 미치는 탈모에 관하여 자신이 어떻게 대처해야 할지 판단이 서지 않고 의사 결정을 하기가 매우 어렵다. 치료 방법이 확립된 경우에는 그 질병에 대해 자세히 몰라도 잘 치료를 받을 수 있다. 그러나 현재 탈모의 경우는 전혀 그렇지 못하다.

탈모에 대한 정보와 지식이 부족하다 보니, '군중심리'와 '쏠림현상'이 유독 많이 작용한다. 탈모에 좋다는 샴푸도 사서 써 보고 영양제도 먹어 보는 방식이다. 그러나, 아직까지 대부분이 공감할 수 있는 효과적인 방법은 발견되지 못하고 있다.

한마디로 탈모인에게는 매우 난감한 상황일 수밖에 없다. 가만히 앉아 진행되는 탈모 현상만을 지켜볼 수도 없고 그렇다고 뚜렷한 대안도 마땅치 않은 것이다.

이런 상황을 눈치챈 일부 사람은 탈모인들의 이러한 심리를 교묘하게 이용하고 오직 광고의 힘만으로 탈모에 별 효과도 없는 제품을 마치 굉장한 효과가 있는 것처럼 현혹하여 아주 비싼 가격에 떠넘기기도 한다.

그래서 오히려 탈모에 나쁜 영향을 미치는 방법과 제품들까지도 탈모 치료용으로 둔갑하여 시장에 우후죽순처럼 하루가 멀다고 나오고 있는 것도 현실이다.

이로 인하여 제2차적인 부작용이 발생한다. 군중심리에 의존하거나 나름 효과가 있을 것이라고 생각하는 방법들을 찾아다니다가 시간과 비용을 낭비할 뿐만 아니라 치료 시기를 놓치고 오히려 탈모가 더 악화되는 경우까지 발생한다.

 그렇기에 당사자인 탈모인 자신이 탈모에 대한 기본 지식을 갖출 필요가 있다. 그래야 탈모에 대해 어떻게 대처할지를 알고, 제품 등을 고를 때 올바른 선택을 할 수 있다.

 탈모인들이 탈모를 연구하는 전문가와 같은 깊이 있는 지식까지 알 필요는 없을 것이다. 그러나 신뢰성 있는 정보와 치료 방법이 턱없이 부족한 상황에서는 더욱이 본인이 어느 정도는 판단을 할 수 있을 정도의 적당한 수준의 기본 지식 정도는 갖추어야 한다.

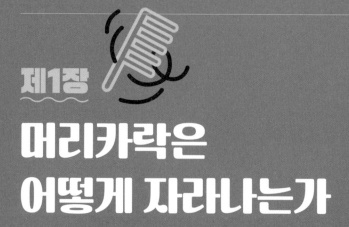

제1장

머리카락은
어떻게 자라나는가

머리카락을 만들어 내는 '모낭'은
어떤 기관(organ)인가

한마디로 모낭(Hair Follicle)은 피부 속에 감춰져 있으면서 머리카락을 감싸고 있는 기다란 주머니이다. 이곳에서 머리카락이 생성되고 자라고 빠진다.

'머리카락을 만들어 내는 공장'과도 같은 역할을 하는 작은 기관(Organ)이다. 당연히 모낭이 건강해야 굵고 튼튼한 머리카락이 잘 자라날 수 있는 것이다.

모낭의 형태와 주변에는 무엇이 있는지에 관한 그림은 아래와 같다.

Scalp structure

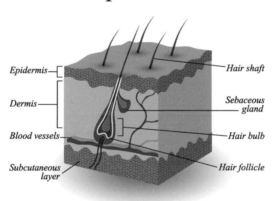

모낭은 피부의 가장 바깥쪽인 표피(Epidermis)를 지나 진피(Dermis) 속에 자리를 잡고 있음을 볼 수 있다.

모공(pores)을 통하여 모낭에서 머리카락이 자라나는데 모공에 함께 연결된 피지를 분비하는 피지샘(Sebaceous Gland)도 있고, 그 주위에는 별도의 땀구멍을 통하여 땀을 배출하는 땀샘(Sweat Gland)도 있다. 모낭의 제일 밑바닥에는 머리카락이 잘 자라날 수 있도록 산소와 영양분을 공급해 줄 수 있도록 모세혈관(Capillary)들도 있다.

두피에는 약 10만 개의 모낭이 존재하고 있다. 이 모낭들은 태아 3개월에 만들어지기 시작해 7개월에 이미 다 만들어지고, 태어난 이후에는 새롭게 만들어지지 않는다고 한다. 즉, 한 번 손상된 모낭은 회복이 불가능하다.

머리카락과 모낭은 모든 동물에게 있는 것은 아니다. 오직 인간을 포함한 포유동물에만 존재하는 '신의 선물(gift of god)'이기도 하다.

머리카락이 계속해서 주기를 갖고 자라나는 것은 모낭 안에서 살아 있는 세포들이 열심히 세포분열을 하기 때문이다.

그러나, 우리가 볼 수 있는 부위인 머리카락(Hair shaft)은 주로 단백질의 일종인 케라틴(Keratin)이라고 하는 죽은 세포들로 구성되어 있다. 그래서 우리가 이발소나 미용실에서 머리카락을 잘라내도 피가 나지 않고 아프지도 않은 것이다.

모낭은 그 크기는 비록 작지만, 모낭 안에는 줄기세포(Stem cell)를 포함한 중요한 각질세포, 색소 세포 등 여러 종류의 세포와 다른 작은 기관들이 모여 있고, 상호 신호를 주고받는 등 아직 명확하게 밝혀지지 않은 매우 "복잡하면서도 역동적인 과정(complex and dynamic process)"을 통하여 머리카락을 자라나게 하는 독자적인 기관(Organ)이다.

피부에 좋은 것은 탈모 예방과 치료에도 도움이 된다

여기서 먼저 기억해야 할 것은 머리카락이나 모낭이나 우리의 피부조직의 일부라는 것이다. 따라서 피부에 좋은 것들은 탈모에도 도움이 되는 것이고, 피부에 나쁜 영향을 미치는 것들은 탈모에도 악영향을 미치는 것이다. 이것을 탈모에 도움이 되는지 여부를 판단하는 첫 번째 기준으로 삼으면 된다.

이는 우리가 모낭(hair follicle)은 매우 생소하지만, 피부(skin)는 친근하고 익숙하면서 이에 대한 나름의 지식들도 갖고 있기 때문이다.

어떤 것이 피부와 탈모에 도움 되는지 잘 판단이 되지 않을 때는 우선 경험과 상식 등을 바탕으로 생각하면 된다. 그러나 기본적인 지식을 갖추고 있으면 더욱 쉽게 판단할 수 있을 것이다.

머리카락을 생산해 내는 공장 역할을 하는 모낭에는 어떤 것들이 들어 있나 몇 가지만 살펴보자.

우선, 머리카락의 색깔을 결정하는 '멜라닌세포(melanocyte)'가 모낭

안에 있다. 멜라닌세포는 머리카락 색깔을 결정하는 기능을 하므로, 이 세포들이 열심히 일을 잘하는 정상적인 경우에는 새까맣고 윤기가 나는 머리카락을 생산해 낼 것이다. 반대로 멜라닌세포가 제대로 일을 하지 못한다면 염색이 제대로 되지 않은 하얀 머리카락이 나올 것이다.

나이가 들어서도 우리 신체 부위 중에서 끊임없이 자라나는 것이 몇 개 있다. 손톱, 발톱 그리고 머리카락이 그것이다. 또 다른 것이 있나 이번 기회에 한번 생각해 보자. 잘 생각이 나지 않는 것을 보니 없는 것 같다.

우리의 모낭에는 힘이 세고 능력이 탁월한 줄기세포라는 것이 있다

머리카락처럼 무엇이 계속해서 자라나게 하기 위해서는 많은 에너지와 영양분이 공급되고 신진대사(metabolism)가 계속해서 일어나야 한다. 이를 생물학적 측면에서 보면 '세포분열(cell division)'이 계속되어야 하는 것인데 그 중심에 탁월한 능력을 갖춘 줄기세포(Stem cell)라는 것이 있다.

줄기세포는 우리 몸을 구성하는 약 60~100조 개의 세포 중에서 두 가지 특징을 가진 세포만을 따로 떼어 이름 붙인 것이다.

즉, 줄기세포(Stem cell)는 '자기재생'과 '분화'가 가능한 완전히 분화되지 않은 자가 증식 능력을 갖고 있는 원시 단계의 세포를 의미한다. 혈액이나 복부 지방, 골수 등에 많이 분포되어 있다.

간, 위장 등과 같은 여타 신체 기관들은 상처 등의 자극이 있을 때만 '자기재생(self renewal)'을 하지만, 모낭의 줄기세포는 상처 등의 자극이 없어도 자동적, 주기적으로 자기재생을 할 수 있는 특성을 지니고 있다. 머리카락을 계속 자라나게 하기 위해서이다.

참고로, 줄기세포는 크게 수정란의 배반포에서 얻어지는 '배아 줄기세포(embryonic stem cell)'와 다 자란 우리의 여러 신체 기관에 존재하는 '성체 줄기세포(adult stem cell)'로 구분할 수 있다.

배아 줄기세포를 활용하는 것은 생명 윤리 및 암세포로의 변형 가능성 등으로 인하여 엄격한 규제를 받고 있다. 한때 황우석 박사가 '복제 양 돌리' 등으로 이슈를 만들었던 것도 배아 줄기세포를 활용했기 때문이다. 전반적인 줄기세포에 대한 부정적인 인식이 아직 남아 있는 것도 배아 줄기세포와 관련이 있다.

그러나 현재 성체 줄기세포는 다양한 질병에서 활용 가능성이 커 여러 나라에서 활발히 연구되고 있을 뿐만 아니라 실제 치료에도 많이 활용되고 있다. 따라서 현재 치료 및 시술 등에 사용되는 줄기세포는 성체 줄기세포라고 생각하면 된다.

그러나 성체 줄기세포는 이미 다 자란 성체 조직에서 얻어지는 줄기세포이므로 증식 능력이 배아 줄기세포에 비해 떨어지고, 분화 가능한 조직의 범위도 한계가 있다. 반면에, 다른 방향으로 분화되는 변형

가능성이 적어 다루기에 훨씬 안전하고 윤리적인 문제도 야기하지 않는 장점이 있다.

성체 줄기세포는 인체 기관에 어떤 손상이 발생하면 다른 장기에 있던 줄기세포까지 몰려와서 손상된 조직을 복구해 주는 경우도 있지만, 보통은 다른 모든 조직으로 변화 가능한 배아 줄기세포와는 달리 특정한 자신의 조직으로만 분화하는 특성이 매우 강하다.

따라서 당해 조직(Homogenous)의 줄기세포를 사용하지 않으면 효과가 매우 제한적이다.

성체 줄기세포를 이용하여 각종 질병을 치료하기 위해서는 세포의 수를 대폭 늘리기 위해 체외의 실험실 환경에서 '배양(Culture)'하는 것이 보통이다.

그러나 신체 내에서 자연스럽게 세포가 분열하는 것과 달리, 인위적인 체외 환경에서 세포분열을 시키는 배양은 '변이 가능성'이 높아지고, '세포간 교차오염 가능성' 등으로 위험성이 매우 커진다. 그만큼 보건당국도 배양한 세포에 대해서는 엄격히 규제하고 있다.

따라서 배양하지 않고 성체 줄기세포를 활용할 수 있는 방법을 찾아낸다면 그만큼 위험성과 비용 등을 줄이는 좋은 방법인 것이다.

우리의 모낭 안에도 성체 줄기세포가 다수 존재한다. 이들이 머리카락을 자라나게 하는 데 결정적 역할을 하는 것이다. 모낭에 있는 줄기세포는 다른 기관에 있는 줄기세포보다 더욱 특이하고 우월한 특성까지 갖추고 있다.

미국 위스콘신 의과대학 신경생물학-해부학 교수 마야 시버-
블럼 박사가 의학 전문지 『줄기세포: 세포 분화-증식 국제저널
(Stem Cells: International Journal of Cell Differentiation and
Proliferation)』에서 다음과 같이 표현하고 있다.

모낭 안의 돌출부인 벌지(Bulge)라고 불리는 곳에 자리 잡은 줄기
세포가 배아 줄기세포와 성체 줄기세포의 장점을 조금씩 섞은 가소성
(plasticity)이 매우 높은 줄기세포라고 밝혔다. 이러한 가소성으로
인하여 '만능 세포로서의 성질'을 갖고 있다는 것이다.

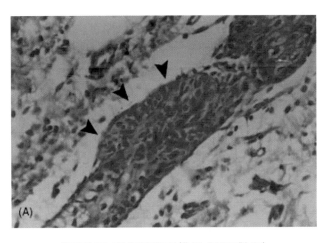

【그림】 모낭의 줄기세포들(출처: 참고문헌 35)

여기서 가소성(plasiticity)의 의미는 다양한 변화 가능성의 의미로
생각하면 된다. 즉, 모낭에 있는 줄기세포는 머리카락만 생산할 수 있
는 것이 아니라, 다른 신체 기관까지도 생산해 낼 수 있는 가능성과

능력이 있다는 것이다.

예컨대, 모낭 안에 있는 줄기세포는 우리 몸에 상처가 났을 경우에는 지원군이 되어 달려가서 치료해 주는 능력까지도 갖춘 것이다.

즉, 모낭의 벌지 구역이라는 곳에 모여 있는 줄기세포(따라서 '벌지 줄기세포'라고 불리기도 한다)는 피부 재생, 신경 재생, 피지샘 재생, 심지어 각막 재생 등 다른 조직으로의 분화 가능성도 매우 높은 특징을 갖고 있어 전반적인 줄기세포 연구에 있어서도 집중적인 관심을 받고 있다.

실제로 모낭에 있는 줄기세포를 활용하여 피부가 하얗게 변하는 백반증(Albism)을 치료하기도 하고, 눈의 각막 치료에 활용되고 있다.

이런 내용이 다소 어렵게 느껴진다면, 모낭에는 다른 신체 기관에 존재하는 여타의 줄기세포보다 더 힘 있고 유능한 줄기세포가 존재하기 때문에 우리의 머리카락을 끊임없이 잘 자라게 하고, 일부 다른 질병의 치료까지도 활용되고 있다는 정도로 이해하면 될 것이다.

머리카락이 자라는 데
모유두의 역할은 매우 중요하다

머리카락이 자라는 것과 관련하여 줄기세포와 함께 또 다른 중요한 역할을 하는 것이 '모유두(Dermal Papilla)'라고 불리는 것이다.

여성의 유두처럼 바닥에서 볼록 튀어나온 모양을 하고 있고, 모낭의 움푹 들어간 오목이에 볼록이처럼 잘 끼워 맞춰져 있다.

모유두는 모낭에 필요한 것들을 공급하는 '공급자 역할'을 한다. 즉, 모낭은 모유두를 통하여 영양분과 혈액, 산소 등 머리카락을 자라나게 하는 데 필요한 성분들을 공급받는다.

그뿐만 아니라 모낭은 후술하는 바와 같이 각각의 모낭이 성장기, 퇴행기, 휴지기라는 3단계 주기를 갖게 되는데, 이때 지휘관이 지휘 신호를 보내는 것과 마찬가지로 각 단계의 진입 등 성장 주기를 통제하는 '각종 신호를 보내는 역할'도 모유두가 담당하고 있다.

즉, 모유두에서 나오는 것으로 추정되는 Wnt, BMP, Shh, Notch 등 분자적 신호(molecular signal)들은 모발 재생의 주기 등을 조절하고, 각 세포의 특성을 부여하는 매우 핵심적인 요소들이다.

그만큼 모유두는 머리카락을 자라게 하는 데 핵심적인 역할을 하는 것으로 인식되고 있다. 따라서, 탈모를 연구하는 과학자들의 상당수가 모유두 연구에 집중하고 있고, 탈모 치료를 위한 모유두의 배양 등도 다양한 방법으로 시도하고 있다.

어떤 물질이 탈모에 얼마나 효과가 있는지 사전에 검증하기 위해서도 실제 적용이 사실상 불가능한 인체 실험을 대신하여 모유두의 세포분열 및 활성화 정도를 시험하고 측정하기도 한다.

바르는 탈모 치료제 미녹시딜은 기본적으로 '혈관 확장제(vasodilator)'이다. 그러나 미녹시딜의 탈모 예방 및 치료 효과의 상당 부분도 모유두의 영양분 공급 기능과 신호 기능을 활성화함으로써 이루어진다고 한다.

위와 같이 머리카락을 잘 자라나게 하기 위해서는 줄기세포(Stem cell)와 모유두(Dermal Papilla)가 매우 핵심적인 역할을 하는 것은 사실이다.

그러나 모낭 안에는 줄기세포와 모유두만 있는 것이 아니고, 여타의 여러 세포들과 비세포적인자(non-cellular component)들도 존재한다. 이들도 매우 중요한 역할을 하므로, 이들의 협력이 없으면 정상적인 머리카락은 자라나지 못할 것이다.

이들은 각자 독자적인 기능을 담당하기도 하지만 상호작용을 하기도 한다. 즉, 오케스트라에서 여러 연주자가 모여 아름다운 음악을 만들어 내듯이 이들 구성 기관 및 구성 요소들이 '상호 협력'하여 건강한 머리카락을 끊임없이 만들어 내는 것이다.

그러나 머리카락이 어떻게 자라나고 탈모가 어떤 원인에 의해서 발생하는지에 대한 연구가 계속해서 이루어지고 있지만, 현재까지는 만족할 만한 결과를 얻지 못하는 실정이다.

머리카락을 자라나게 하는 모낭이 작은 기관에 불과하고 머리카락이 자라는 것이 단순한 과정처럼 인식될 수도 있으나, 매우 다양한 요소의 영향을 받으며 복잡한 메커니즘을 통해야 가능하기 때문이다.

따라서 이를 연구하는 것이 매우 어려운 분야에 속하고 아직도 제대로 된 탈모 치료제가 개발되지 못한 이유이기도 하다.

머리카락은 주기를 갖고 자라나고 빠진다

모발은 성장기(Anagen)-퇴행기(Catagen)-휴지기(Telogen)를 거쳐 다시 성장기로 이어지는 주기를 반복하며 자라고 빠진다.

성장기는 모발을 성장시키는 시기로 약 3~7년 사이, 평균 5년 정도이다. 이 정도 장기간의 성장기를 갖는 것은 인간의 머리카락만의 독특한 특징이기도 하다.

여기서 모낭의 성장 주기가 약 5년이라고 하는 것은 5년마다 머리카락이 빠지고 새로 나는 과정이 반복된다는 의미이다. 즉, 성인이 현재 가진 머리카락은 태어날 때부터 있던 머리카락이 아니라 모두 최근 약 5년간 새롭게 만들어진 것이다.

  포유동물만이 털을 갖고 있다. 인간도 머리 부분뿐만 아니라 눈썹 등 신체의 다른 부위에도 털이 있다. 그런데, 유독 인간의 머리카락만이 아주 길게 자라난다. 인간의 머리카락만큼 길게 자라나는 털은 아마 다른 동물들에게서는 찾아보기 힘들 것이다.

  인간을 만물의 영장이라고 부르기도 하는데, 이것은 인간이 육체적인 힘이 다른 동물에 비해 강하기 때문이 아니라 오로지 지능과 두뇌에서 비롯된 것이다. 이러한 두뇌를 보호하기 위해 거기에 걸맞게 긴 머리카락이 있는 것 같다.

  이처럼 털의 길이를 결정하는 것이 모발의 성장 기간이다. 우리 머리카락은 성장기가 3~7년으로 매우 길어 우리가 머리카락을 자르지 않으면 1m 이상 자라날 수 있다. 머리카락은 한 달에 약 1.2~1.5cm 정도 자라난다.

  이것이 매우 독특한 특징인 것을 금방 알 수 있는 것은 다른 신체 부위의 털들과 비교해 보면 된다. 우리 몸의 다른 부위의 털이나 눈썹은 자르지 않아도 길게 자라나지 못한다. 눈썹의 경우 성장 기간이 약 7주 정도로 머리카락에 비해 매우 짧기 때문이다.

  참고로, 인간의 탈모 연구 등에 자주 활용되는 마우스의 경우에도 2~3개월에 불과하다. 그런 만큼 인간의 모낭과 마우스의 모낭은 차이가 있는 것이다. 따라서, 마우스 실험에서 얻어진 결과를 바로 인간에게 적용할 수는 없다.

한편, 우리 머리카락은 동물들에게서 가끔 볼 수 있는 소위 '털갈이'를 하지 않는다. 10만 개의 모낭은 각자 개성을 갖고 독자적으로 활동하고 주기도 각각 다르다.

그렇기에 동시에 머리카락이 빠졌다가 자라나는 털갈이를 하지 않는 것이고, 털갈이를 하는 동물들은 모든 털의 주기가 같아 일시에 털이 빠지고 자라는 털갈이 현상이 발생하는 것이다.

머리카락은 마냥 성장만 하는 것은 아니다. 성장기가 끝나면, 이후 성장이 멈추는 2~3주 정도의 짧은 퇴행기를 거쳐 탈락을 준비하는 2~3개월간의 휴지기를 맞는다. 휴지기의 모발은 모낭 결체 조직의 힘으로 붙어 있을 뿐 곧 빠지게 된다.

휴지기(Rest)는 새로운 성장기를 준비하는 시기이기도 하다. 휴지기가 되면 모유두(Dermal papilla)와 줄기세포(stem cell) 간 신호 전달을 통해 새로운 모발이 생성되고 이 모발이 자라면서 기존의 휴지기 모발을 탈락시키며 새로운 성장기가 시작된다.

일생 동안 약 10~30번의 모낭 주기를 겪게 된다. 개별 모낭을 중심으로 보면, 약 20번의 털갈이를 하는 것이다.

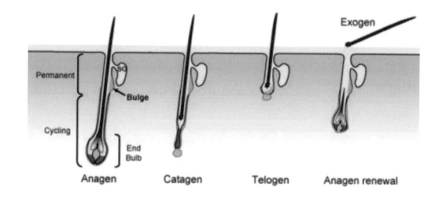

【그림】 모낭의 주기

하루에 100개 정도의 머리카락이
빠지는 것은 지극히 정상인 것이다

성인의 몸은 60~100조 개라는 엄청난 숫자의 세포로 구성되어 있다고 한다. 그중 우리 몸의 가장 바깥에 위치한 것이 피부의 각질과 머리카락이다.

매일 약 1.5g에 해당하는 약 5억 개의 각질세포와 100여 개의 머리카락이 우리 몸에서 떨어져 나가고 다시 채워지는 과정이 일생 동안 반복된다.

각질과 머리카락은 죽은 세포이다. 잘라내거나 베어내도 피가 나지 않고 아프지도 않다. 그러나, 죽은 세포라고 하여 아무 기능을 하지 않는 것은 아니다. 각질과 머리카락은 우리 신체를 보호하는 데 매우 중요하고도 유익한 기능을 한다.

각질에 대해서는 후술할 것이지만, 머리카락도 외관과 미용의 기능 뿐만 아니라, 우리 신체의 온도 조절, 자외선 방어, 물리적인 힘의 완충 효과 등 매우 유익한 기능을 하는 것이다.

우리 몸에서는 머리카락도 매일 빠지지만, 각질도 계속 떨어져 나가 공기 중의 먼지가 된다. 집안을 아무리 깨끗이 치워도 며칠이 지나면 먼지가 생기는 상당 부분의 이유는 우리 몸에서 끊임없이 각질들이 떨어져 나가 먼지가 되기 때문이다.

우리의 두피에는 머리카락을 만들어 내는 약 10만 개의 모낭이 있다고 했다. 그런데, 한 개의 모낭에서 한 개의 머리카락만 나오는 것은 아니다. 보통 2~3개가 나오고 많으면 4~5개까지 나오기도 한다. 이와 같이 각각의 모낭은 공통점도 있지만 각각의 개성이 강하기도 하다.

한편, 모낭은 주기(Cycle)를 갖고 자라고 빠지는 과정을 반복하기 때문에, 매일 100여 개의 머리카락이 빠지고 다시 자라는 것은 지극히 정상적인 현상이다.

따라서 머리를 감다가 몇 가닥의 머리카락이 빠지는 것을 보고 너무 놀랄 필요는 전혀 없다. 그러나 과하게 빠지는 현상이 지속되면 탈모를 의심해 보아야 한다.

매일 빠지는 머리카락은 머리를 감을 때만 빠지는 것은 당연히 아니다. 부지불식간에 빠지는 경우도 당연히 있을 것이다. 따라서 머리를 감을 동안에만 100여개의 머리카락이 빠진다면 하루에 빠지는 머리카락의 숫자는 그보다 훨씬 많을 것이다.

따라서 우리가 하루에 자신의 머리카락이 몇 개가 빠지는지는 일일이 셀 수가 없다. 대충 짐작할 수 있을 따름이다.

그런데, 약 10만 개의 모낭의 주기가 완벽하게 5년간 골고루 분포되어 있지는 않을 것이다. 그러므로, 지극히 정상적인 사람이라고 하더라도 어느 시기에는 머리카락이 200개도 빠지기도 하고 100개 미만으로 빠지기도 할 것이다. 따라서, 여기서 100이라는 숫자가 절대적으로 의미 있는 숫자는 아니다. 대충 그 정도라는 것이다.

머리카락은 외모를 좌우하는 기능도 하지만 우리의 가장 중요한 두뇌를 보호하는 기능을 한다. 따라서, 자신의 의지와 상관없이 겪게 되는 탈모는 어쩔 수 없다 하더라도, 멀쩡한 머리카락 등을 외모의 개성을 발휘하기 위해 빡빡 밀어버릴 이유는 없을 것이다. 탈모가 상당히 진행된 경우에도 마찬가지이다. 부족한 대로 최대한 유지하는 것이 좋다고 생각된다.

앞서 언급한 바와 같이, 인간의 머리카락만큼 길게 자라는 동물의 털은 찾아보기 어렵다. 그만큼 창조주께서 인간의 두뇌를 소중하게 여기신 듯도 하다.

그러므로 우리는 우리의 두뇌를 소중히 여기고 스스로 사유(思惟)도 하고 다른 사람을 배려도 하는 등 유용하게 사용해야 할 것 같다.

특정 시점을 기준으로 보면, 두피에 존재하는 전체 모발의 약 86% 는 성장기 상태이고, 약 1%는 퇴행기 그리고 나머지 약 13%는 휴지 기 상태이다.

휴지기에 모발이 과하게 빠지거나 휴지기 이후 성장기에 모발이 제 대로 성장을 하지 못하게 되면 탈모 현상이 나타나게 되는 것이다.

탈모가 유난히 많다는 느낌을 받는 계절이 있다. 가을에 나뭇잎이 우수수 떨어지듯 탈모도 가을에 심하게 나타난다. 이를 '환절기 탈모' 라고도 부른다. 우리의 머리카락이 계절적인 영향도 받기 때문에 발 생하는 현상이다.

봄인 3월에 가장 왕성한 활동을 보이다가 가을인 9월에 가장 낮은 활동성을 보인다. 가을에 머리카락이 유난히 많이 빠지는 이유이다.

가을에는 일교차가 가장 크기 때문에 두피의 유분과 수분의 균형이 잠시 무너져 두피가 건조하게 되고, 여러 현상이 복합적으로 작용해 탈모를 촉진하게 된다. '두피 건조'가 탈모를 유발하는 가까운 하나의 원인임을 알게 해 준다.

따라서 가을에 머리카락이 평소보다 조금 더 빠진다고 해서 너무 걱 정할 일은 아니다. 그러나 이 시기에 두피를 잘못 관리하게 되면 영구적인 탈모로 이어질 수 있기 때문에 특히 주의해야 하는 시기이기도 하다.

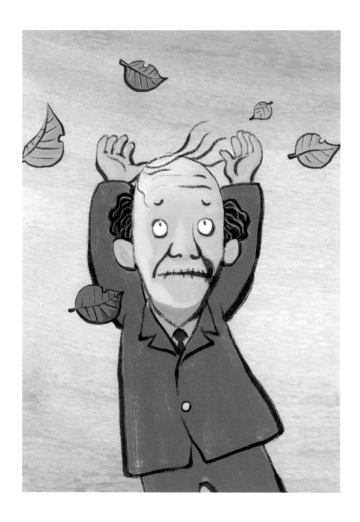

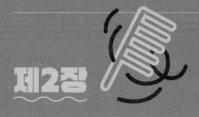

제2장

탈모의 원인은
무엇인가

우리의 질병과 유전적 숙명

한 개인의 삶에 가장 큰 영향을 미치는 것 중의 하나가 어떤 부모를 만나는가이다. 단지 사회적 배경만을 말하려는 것은 아니다. 그러나, 우리에게는 자신의 부모를 선택할 권리 자체가 없다. 저자는 이것을 운명이나 숙명이라고 생각한다.

인간의 운명이나 숙명 중에는 누구도 피할 수 없는 '생로병사'와 같은 인간의 공통적인 것도 있고, 각자에게 주어진 개별적인 것도 있다. 이 모든 것을 받아들이는 수밖에 없다. 달리 도리가 없기 때문이다. 각자의 여건이 다른 것뿐이고 주어진 여건에서 최선을 다하는 것이 우리의 사명이고 이것으로 충분하다고 생각된다.

탈모도 일종의 질병이다. 탈모가 유전성이 강하다는 것은 널리 알려진 사실이다. 그런데, 탈모뿐만이 아니라 간암 등 각종 암, 당뇨병에서 시작하여 아토피 피부병, 더 나아가 여드름까지도 유전성으로 인한 부분이 크다.

저자도 지금껏 몇 가지 질병에 유전성이 있다는 사실은 알고 있었지만, 이 정도까지 각종 질병이 유전적 영향을 받는 줄은 미처 모르고 있다가 깜짝 놀랐을 정도이다.

좀 곰곰이 생각해 보자. 우선, 우리가 눈으로 볼 수 있는 외모는 부모를 알게 모르게 상당 부분 닮았다. 그런데, 어찌 눈에 보이는 외모만 닮겠는가? 눈에 잘 보이지 않는 많은 부분도 닮게 될 것이다. 내부의 신체 기능이 그렇고, 질병들도 그렇고, 성격까지도 닮는다.

유전성 또는 닮는 정도는 질병마다 다를 것이고, 개인마다 다를 것이다. 형제간에도 차이가 있고, 일란성 쌍둥이 사이에도 차이가 많다.

이런 것들을 '선천적·태생적 요인'이라고 부를 수 있겠다. 그런데, 태어난 이후의 환경과 자신의 노력과 의지 등에 의한 '후천적·사회적 요인' 등도 크게 영향을 미친다.

남성과 여성 등 性에 따라서도 특이한 특성들도 있다. 여성은 임신 가능 기간인 가임기의 시작과 끝에 많은 신체적인 변화를 겪게 된다. 대부분의 나이 든 남성들을 괴롭히는 '전립선 비대증'은 남성에게만 나타난다. 탈모도 남성이 여성보다 약 2배 정도 발생 빈도가 높고 대머리형은 남성에게 주로 나타난다.

우리는 살면서 많은 선택을 하여야 하고, 그중에는 정말 중요하게 생각되는 선택들도 있다. 그러나, 진정 중요한 것들은 우리가 선택할 수가 없다. 우리의 유전자가 그렇고, 우리의 성별이 그렇고 태어난 시기와 떠나는 시기들이 그렇다.

그러나 유전적 질병이라는 것이 확률이 높다는 것이지 피할 수 없다는 의미는 결코 아니다. 사전 예방과 사후적 노력으로 이를 피할 수도 있고 완화할 수도 있다.

참고로, 유전자 발현(gene expression)에 관여하는 DNA와 RNA 두 가지를 특별히 '핵산(nucleic acid)'이라고 부른다. 이는 산성 성분이고 단백질에 가깝지만 단백질과는 구별된다.

여기서 DNA는 아미노산의 염기서열을 결정하고, 이로 인해 '단백질의 형태'도 결정하게 된다. 세포분열 과정에서 세포핵 속의 DNA는 딸 세포에 그대로 복제된다. 이 과정에서 메신저 리보핵산(mRNA)이 정보 전달 역할을 한다. 즉, DNA → mRNA → 단백질 형태 결정 → 유전이 되는 것이다.

탈모는 특히 유전적인 요인이 크게 작용한다

탈모를 생각할 때 누구나 먼저 생각하게 되는 것이 유전적 요인이다. 부모 중 한쪽에 탈모 증상이 있으면 그 자녀들도 탈모 현상이 나타나는 것을 흔히 볼 수 있기 때문이다. 물론, 탈모의 모든 원인이 유전적인 것은 아니다.

탈모는 유전성이 강한 질환이고 '우성 유전의 성격'까지 갖고 있다. 유전에 의한 탈모는 부계(父系)뿐만 아니라 모계(母系)의 영향도 받는다. 양쪽에 있으면 그 영향력은 두 배가 되는 식이다. 풍문에는 탈모는 대(代)를 걸러 발생한다고도 하지만, 안타깝게도 그러한 근거는 전혀 없다.

유전성이 강하다는 것이 부모 중 한 명이 탈모 증상이 있으면, 모든 자녀가 탈모 증상을 비슷하게 겪을 수밖에 없다는 의미는 결코 아니다. 자녀마다 정도의 차이가 있다. 안 나타날 가능성도 있는 만큼 미리 걱정할 필요는 없다.

지금까지 탈모의 원인으로 유전적인 측면이 강조되어 탈모에 대한 연구가 많이 이루어지지 않은 측면도 있다. 유전적인 요인에 의한 것이라면 인간에게 적용하기 불가능한 유전자 조작 이외에는 다른 치료 방법이 마땅히 없다고 생각되었기 때문이다.

아무튼, 유전적 요인이 크다고 하더라도 유전적 요인이 과연 어떤 경로를 거쳐서 탈모를 야기하는 것일까 궁금해진다.

즉, 유전적 요인이 탈모의 먼 원인(遠因)이 된다면, 이로 인한 더 가까운 근인(近因)은 무엇인가이다. 이에 대해서는 아직 명확하지 않은 부분이 많다.

사실 탈모가 유전적인 요인에 의한 것으로 추론하고 있지만, 우리 인간의 유전 정보 2만 5천 개 중에서 어떤 유전자들의 조합이 탈모를 유발하는지는 아직은 아무도 모른다. 단지, 이 중 몇 개의 유전인자들이 작용하여 탈모를 유발하겠거니 추정만 하는 수준이다.

따라서 유전자 운운하며 이를 통한 탈모를 치료할 수 있다는 기업들에 관한 기사 내용을 보면, 현재까지의 탈모에 관한 연구 수준이 여기에 한참 미치지 못한 사실을 알고 있는 저자로서는 솔직히 신뢰하기가 쉽지 않다.

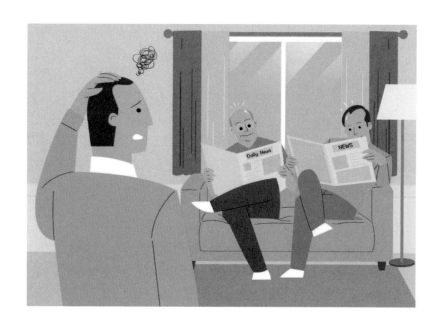

유전현상(Gene expression)은
어떤 과정을 통하여 일어나는 것인가

우리 신체의 구성물중 물 다음으로 많은 비중을 차지하고 있는 것이 '단백질(Protein)'이다. 즉, 물이 우리 신체의 약 70%의 비중을 차지하고 있고, 단백질은 16~18%를 차지한다.

단백질은 잘 알고 있는 바와 같이 탄수화물, 지방과 함께 3대 영양소이다. 우리가 에너지를 얻는 중요한 수단이 되는 것이다.

그러나, 탄수화물, 지방과 달리 단백질은 우리 신체의 특성을 나타내는 각종 호르몬, 각종 효소, 면역기능을 하는 항체(antibody), 산소와 이산화탄소를 운반하는 적혈구와 헤모글로빈, 혈관, 세포막의 입출입구, 눈의 수정체를 구성하는 크리스탈, 근육을 구성하는 액틴 등을 구성하는 물질이다.

단백질을 구성하는 단위는 '아미노산'이다. 20가지가 있다. 이들 아미노산이 결합(펩타이드 결합)을 하면 단백질이 되는데, 결합하는 아미노산의 종류와 순서에 따라 다른 단백질이 된다.

20개의 아미노산의 조합으로 만들어 질 수 있는 단백질의 종류는 산술적으로는 셀 수도 없을 정도로 많은 종류의 단백질을 만들 수 있다. 그러나, 실제 우리 인체를 구성하는 단백질의 종류는 수백만개 정도이다. 그 정도만 필요한 것이다.

한 사람의 신체적인 특성을 결정하는 것이 '단백질(protein)의 종류와 조합'이다. 사람마다 모두 다른 것이다. 단백질의 종류는 수백만개이지만 이들의 조합은 또 무한한 것이기 때문이다.

한편, 세포(cell)는 이중의 세포막으로 둘러싸여 있는데, 크게 세포핵과 그 밖의 세포질로 구성되어 있다. 모든 유전정보(어떤 단백질을 만들어 낼 것인지)의 설계도를 갖고 있는 것이 DNA이다. 세포핵속에 존재한다.

DNA가 전령 역할을 하는 mRNA(메신저 RNA)에게 자신이 갖고 있는 설계도 사본을 주면, mRNA는 이 것을 들고 '핵공'을 통하여 세포핵을 빠져 나와 핵 바깥의 세포질에 위치하고 있는 있는 단백질 공장인 리보솜(ribosome)에게 들고 간다.

리보솜의 공장장은 mRNA가 들고온 설계도 사본이 매우 긴 염기서열에 의해 암호화되어 있는 것을 발견하고, 이를 염기서열 3개씩 묶은 "코돈"이라는 암호를 자신이 보유하고 있는 rRNA(리보솜 RNA)를 통하여 복제(복사)를 하여 각각의 아미노산이 확정한다.

아미노산이 확정되면, 리보솜 공장장은 tRNA(transportation)에게 도움을 청하여 주변에서 지정된 아미노산을 갖어 오도록 한다.

이를 통하여 리보솜에서는 당초 DNA가 지정한 대로 아미노산의 종류(20개)와 순서에 따라 아미노산들의 '펩타이드 결합'을 통해 그 생명체에 특유한 단백질을 만들어 내는 것이다.

우리 신체내에서는 성장과 재생 등을 위하여 '체세포분열(Mitosis)'이 일어난다. 세포핵이 먼저 분열하고 이후 세포질이 분열하는 과정을 거친다.

세포분열시 세포핵안에 있는 '이중나선구조'로 되어 있는 DNA는 이 구조를 활용하여 똑같은 DNA 두 개를 만들어 낸다. 그래서, 딸세포도 자신과 똑같은 DNA를 갖을 수 있도록 하는 것이다.

지구상의 모든 생명체는 고유의 DNA를 갖고 있다. 세균(bacteria)과 세균보다도 훨씬 작으면서 리보솜도 갖고 있지 못하여 자체적으로는 세포분열조차 할 수 없는 Virus도 DNA나 RNA를 갖고 있다. 즉, DNA 가 생명체의 종류를 결정하고, 같은 종류내에서도 모두 특성이 다른 개체를 만들어 내는 것이다.

탈모는 자연적인 노화 현상으로도 발생하는 것이다

우리가 탈모의 원인에 대해 고민하기에 앞서 무엇보다 먼저 알아야 할 것이 탈모는 나이가 들어감에 따라 나타나는 너무나 자연스러운 노화 현상의 일종이라는 것이다.

국내 연구에 따르면, 50대에서 70대가 되면 탈모 비율이 남성은 약 25%→50%, 여성은 12%→25%로 약 2배로 증가한다. 나이가 들어감에 따라 탈모 현상이 심화되는 것을 알 수 있다.

노화 현상은 우리 인간이 피할 수 없다. 우리 인간의 생로병사의 과정의 자연스러운 과정에 불과한 것이다.

당연히 두피와 머리카락만 노화 현상을 겪는 것은 아니다. 우리의 모든 신체 기관이 노화 현상을 겪게 되고 그 기능이 떨어지게 된다. 밖으로 드러나는 것들은 외관도 변하고 젊은 시절에 비해 볼품이 없어진다.

머리카락과 이를 만들어 내는 모낭은 우리 피부조직의 일부이다. 피부 노화는 산화 등으로 표피(epidermis)의 피부 장벽이 무너지고 턴오버 주기도 느려지는 한편, 진피(dermis)의 주요 구성 성분인 콜라겐과 엘라스틴, 히알루론산이 감소하면서 피부의 탄력이 줄어들게 되고, 주름도 깊게 생기게 되는 현상이다. 이러한 피부 노화는 대체로 25세부터 시작된다고 한다.

우리 피부가 나이가 들어감에 따라 탄력이 줄어들고 주름이 많아지는 것처럼 머리카락도 점점 굵기가 가늘어지고 수도 줄어드는 것은 당연하면서 자연스러운 현상이다.

탈모가 노화 현상의 일환이라는 점을 강조하는 것은 나이가 들어감에 따라 어느 정도의 탈모 현상이 나타나는 것에 대해 너무 민감하게 반응하여 이로 인해 지나친 스트레스를 받을 필요는 없다는 것이다.

물론 노화가 반가운 사람은 아무도 없을 것이고, 이를 극복하고 좀더 오랫동안 젊음을 유지하려고 노력하는 것은 별개의 문제이다.

중국을 최초로 통일하여 막강한 권력을 쥐게 된 진시황제가 늙지 않기 위해 불로초를 찾아다니는 등 수많은 노력을 하였지만 결국 모두 헛수고였던 것을 교훈으로 삼아 노화 현상에 대해서는 현실을 담담히 받아들일 필요도 있는 것이다.

탈모는 위와 같이 자연스러운 과정이기도 하지만, 유전적·선천적 요인과 비유전적·후천적 요인에 의해서 탈모 현상이 심각하게 발생할 수도 있다.

AGING PROCESS

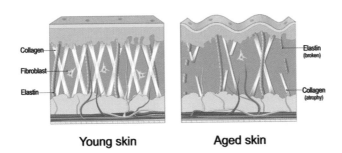

Young skin   Aged skin

지금까지 밝혀진 탈모의
근인(近因)은 무엇인가

이 책을 읽는 독자는 탈모에 관심이 많은 사람일 것이다. 어떠한 문제든 원인을 알아야 해결책을 찾을 수 있다.

그러나 탈모에 대한 근본적인 치료법은 물론이고 정확한 원인에 대해서도 충분히 알려져 있지 않은 상태이다.

이 의미는 원인을 전혀 알지 못한다는 것이 아니라 부분적으로만 안다는 것이고, 어떤 유전적 요소로부터 시작해서 어떠한 경로를 통하여 탈모가 유발되는지 등이 정확하게 밝혀지지 못했다는 것이다.

수많은 사람이 탈모로 정신적, 심리적 고통을 겪고 있음에도 불구하고, 이만큼 미지의 영역(Unknown area)으로 남아 있는 신체 부위와 질병도 없을 것이다.

그러나 탈모의 원인과 증상과 관련하여 지금까지 밝혀진 것도 상당 부분 있다. 충분히 만족할 수준이 아니어서 그렇지, 후술하는 바와 같이 치료법도 나름 있다.

그런데, 탈모라고 하여 원인이 똑같은 것은 아니다. 따라서, 어떤 사람에게는 특정 치료법이 나름 효과가 있어도 다른 사람에게는 전혀 효과가 없을 수도 있다. 그리고, 같은 원인이라도 개인적인 신체조건은 모두 다르므로 효과도 당연히 차이가 날 것이다.

남성 호르몬의 과다가
탈모의 중요한 원인이다

남성뿐만 아니라 여성들의 공통적인 약 80% 이상의 탈모 원인은 '안드로겐형 탈모'라고 하는 것이다. 이것은 호르몬의 이상 현상이고 불균형 때문에 발생하는 것이다. 여기서 '안드로겐(Androgen)'은 남성 호르몬의 일종이다.

그런데 좀 의아하게 생각되는 것은 남성 호르몬에 의한 탈모인데 남성뿐만 아니라 여성들도 안드로겐형 탈모가 있는지 여부이다. 결론부터 말하면 여성들의 탈모 원인의 대부분도 안드로겐형 탈모이다. 그 이유에 대해서는 이 책을 끝까지 읽다 보면 저절로 이해가 될 것이다.

그렇다고 여성이 남성과 같은 정도로 영향을 받는 것은 아니다. 남성이 여성보다 '안드로겐형 탈모' 빈도가 약 2배 정도 높다. 그 이유는 남성이 여성보다 안드로겐형 탈모를 유발하는 Androgen Receptor와 5AR 효소가 많기 때문이다.

여기서는 호르몬과 관련된 것이므로 좀 어려운 '용어'들이 등장한다. 용어는 용어일 뿐이니, '모르는 외국인 이름이 지금부터 조금 많이 나오는구나.' 하고 생각하면 된다.

안드로겐형 탈모는 남성 호르몬인 테스토스테론(Testosterone)이 5알파 환원효소(5-Alpha-Reductase, 어렵고 긴 용어이므로 이하 '5AR'이라 한다)의 영향을 받아 다이하이드로 테스토스테론(Dihydro-Testosterone, 이하 'DHT'라 한다)으로 변화해서 발생한다.

DHT는 테스토스테론보다도 5~6배나 더 강한 남성 호르몬이다. 이로 인하여 호르몬의 균형을 잃게 되면서 탈모가 발생하는 것이다. 탈모 분야에서는 DHT에 대한 원성이 자자하지만, 꼭 나쁜 역할만 하는 것은 아니다. 좋은 역할을 하는 경우도 있다.

우리의 건강과 신체 기관에서 '항상성(Homeostasis)'과 '균형(Balance)'의 개념은 매우 중요하다. 아무리 강조해도 부족하지 않다고 표현된다. 탈모의 원인도 궁극적으로는 항상성과 균형이 깨지면서 나타난다고 보면 맞다. 따라서, 이 개념은 이 책에서 명시적 또는 암시적으로 계속해서 반복적으로 등장하게 될 것이다.

항상성과 균형은 어떤 것이 부족해도 문제가 생기지만 과해도 문제가 생긴다는 의미이기도 하다. 예를 들어 우리 신체의 정상적인 온도인 37도에서 온도가 약간만 올라가도 심한 열이 나는 등 몸이 정상이지 못하게 되는 것처럼, 호르몬의 균형도 마찬가지이다.

특이한 것이 있다. 항상성과 균형에는 꼭 좋은 요소만 있어야 하는 것은 아니다. 나쁜 역할만 하는 것처럼 간주되는 요소도 어느 정도는 필요하다는 것이다. 이 점을 염두에 두고 이 책을 읽다 보면, 몇 가지 사례가 등장할 것이다. 또한, 우리가 좋다고만 생각했던 것들도 과하면 꼭 문제가 발생한다는 것이다.

위 내용을 달리 표현해 보면, 어떤 물질이든 그 자체가 항상 좋거나 나쁜 역할을 하는 것이 아니라, 부족한지 과한지에 따라 달라진다는 것이다.

안드로겐형 탈모의 유전성을 가진 개인은 이른 나이인 사춘기부터 상염색체의 고장(Autosomal Disorder)이 나타나기 시작할 수 있다. 즉, 유전으로 인한 탈모는 비교적 젊은 시절부터 시작될 수 있다.

탈모의 직접적 원인이 되는 DHT를 유발하는 5AR(타입 I과 타입 II, 두 종류가 있다)을 억제하는 치료제가 '피나스테리드(Finasteride)'이다.

'피나스테리드(Finasteride)'는 약 성분의 명칭이다. 미국의 Merk 사가 1988년에 양성 전립선 비대증(Benign Prostatic Hyperplasia, 'BPH')을 치료하기 위해 개발한 약이다. 피나스테리드는 BPH를 치료하기 위해서 '프로스카'라는 상품명으로 '5mg 용량'의 먹는 약으로 처방되었다.

그런데 이 약을 처방받은 환자 중에서 온몸에 털이 나는 부작용이 있다는 사실을 알게 되었고, 여러 임상을 거쳐 1997년에는 피나스테리드 '1mg 용량'을 먹는 약으로 미국 FDA의 승인을 받아 '프로페시아(popecia)'라는 상품명으로 탈모 치료용으로 처방되고 있다. 의사의 처방이 필요한 전문의약품이다.

위와 같이 '피나스테리드'가 약 성분의 이름이고, '프로페시아'는 탈모용으로 피나스테리드를 함유한 한 제약 회사(Merk사)의 상품명이다. 프로페시아라는 이름이 워낙 유명해져서 탈모 치료제의 대명사처럼 쓰이고 있고, 일반인들도 그렇게 알고 있다. 여기서도 프로페시아와 피나스테리드를 혼용해서 사용하기로 한다.

두타스테리드(Dutasteride)라는 약 성분도 있다. 이것은 영국의 GSK(글락소 스미스 클라인)이라는 회사가 2002년 BPH용으로 미국 FDA의 승인을 받은 것이다. '0.5mg 연질 캡슐용'이며, '아보타트'라는 상품명으로 널리 알려져 있다.

두타스테리드는 피나스테리드와 약 성분의 기본적인 성격은 같지만 두타스테리드가 피나스테리드보다 훨씬 강한 약이다.

두타스테리드 처방을 받은 BPH 환자에게서도 온몸에 털이 나는 부작용이 발견되었지만, 미국 FDA는 '탈모 치료용'으로는 현재까지도 승인을 하지 않고 있다. 매우 강한 약이기 때문에 그에 따른 부작용에 대한 우려도 크기 때문이다.

그러나 두타스테리드는 매우 이례적으로 2009년 한국에서 최초로 탈모 치료용으로 승인을 받았다. 그리고, 2015년에는 일본에서도 탈모 치료용으로 승인을 받아서 세계적으로 한국과 일본에서만 탈모 치료용으로도 공식적인 승인을 받은 것이다.

일본에서는 두타스테드(아보타트)가 탈모 시장 1위를 차지하기까지 했다. 그만큼 일본의 탈모인에게는 부작용에 대한 우려보다는 탈모치료 효과에 대한 간절함이 크다고도 볼 수 있는 것이다.

두타스레리드와 피나스테리드의 차이점은 위와 같이 약성의 강도뿐만이 아니다. 피나스테리드는 5AR 타입 2에만 효과가 있는 반면, 두타스테리드는 5AR 타입 1, 2 모두에 효과가 있다.

반감기에서도 뚜렷한 차이가 있다. 피나스테리드는 반감기가 약 하루이며 2~3일이면 약 성분이 모두 빠져나가는 데 반해, 두타스테리드는 반감기가 수개월 이상이다.

즉, 피나스테리드는 부작용이 있어 약을 중단하면 부작용도 바로 중단되지만, 두타스테리드는 부작용이 있어 약을 중단해도 부작용이 수개월간 지속된다.

따라서 피나스테리드는 복용 중단 후 1개월간은 헌혈을 할 수 없음에 반해, 두타스테리드의 경우에는 복용 중단 후 약 6개월은 헌혈을 하여서는 안 된다.

위와 같이 매우 특이한 사실 중 하나는 BPH에 유효한 치료제가 탈모 치료에도 매우 놀라울 정도로 잘 적용된다는 사실이다. 이는 모낭과 전립선 안에 있는 안드로겐 반응 세포의 5AR을 표현하는 유전자가 똑같기 때문이다.

이와 관련하여 재미있는 사실 하나는 과거의 환관(내시)들처럼, 성년이 되기 전에 거세를 하게 되면 당연히 남성 호르몬이 분비되지 못하게 되고, 이들에게는 탈모 증상과 BPH가 나타나지 않는다는 것이 해밀턴(Hamilton) 등의 연구에 의해 밝혀졌다. 남성 호르몬은 주로 '고환'에서 생성되기 때문이다.

성년 이후에 거세를 하여도 탈모 증상과 BPH 증상은 완화된다고 한다. 그렇다고 저자가 탈모와 BPH 완화를 위해 거세를 권장하는 것은 결코 아니다.

또한, 피나스테리드와 두타스테리드 등 남성 호르몬 억제제는 여성에게는 처방이 되지 않고 오직 남성에게만 처방이 된다.

여성도 대부분 남성 호르몬으로 인해 탈모가 발생하는데 여성에게만은 이들 호르몬 억제제가 처방되지 않는 이유는 다음과 같다.

가임 여성의 경우 '기형아 출산' 등의 부작용이 수반될 가능성이 크기 때문이다. 즉, 탈모 분야에서는 비난의 대상 자체인 DHT가 태아에게는 음경, 음낭 같은 남성의 외성기를 분화시키는 중요한 역할을 하기 때문에, 이를 억제하는 성분을 처방할 수 없는 것이다. 참고로, 남성의 정자에는 영향을 안 주기 때문에 가임기 남성에게는 처방이 된다.

가임기 여성들은 이 약들을 만져서도 안 된다는 엄격한 경고가 붙어 있다. 피부를 통하여 흡수될 수도 있다는 이유이다. 다만, 의사에 따라서는 임신 가능성이 없는 나이에 들어선 여성에게는 이 약들을 처방하기도 한다.

중년 이후 남성들의 고민, 소변 문제와 탈모

양성 전립선 비대증(BPH)은 주로 나이 든 남성들에게서 나타난다. 나이가 들수록 전립선이 비대해져서 요도가 가늘어지는 현상이다. 나이가 60을 넘어가면 절반 이상의 남성이 전립선 비대증 증상을 겪는다고 할 만큼 많은 남성이 고통을 겪는 질병에 속한다.

전립선 비대증은 일종의 '종양 현상'이다. 여기에서 종양 현상임을 강조하는 것은 탈모를 포함한 많은 질병이 염증, 종양과 밀접한 연관성이 크기 때문이다.

전립선 비대증이 발병하면 오줌발이 약해지고 자다가도 자주 깨어 화장실을 찾게 되어 깊은 잠을 잘 수 없고, 화장실을 다녀오고 나서도 왠지 잔뇨감이 많이 남아 한마디로 '꿀꿀한' 기분이 항상 든다.

심한 경우에는 오줌이 거의 나오지 않기까지 한다. 특히, 연세가 많으신 남성 노인들에게 많이 발생하는데 매우 고통스러운 경우도 많다. 배출해야 할 나쁜 성분인 소변이 배출되지 못하고 항상 방광을 꽉 채우고 있으니 그 고통은 이루 말할 수가 없고, 이차적인 부작용들도 당연히 많이 발생할 것이다.

저자가 최근에 지인에게 들은 이야기이다. 장인어른이 전립선 비대증이 심하여 병원을 방문했는데, 요도에 관을 끼웠더니 피가 섞인 오줌이 거의 1리터 이상이 나왔다고 한다. "왜 이렇게까지 되도록 참으시고 병원을 찾지 않으셨느냐?" 사위가 물으니, "이런 말을 하는 것이 왠지 쑥스러웠다."고 하신다.

전립선 비대증과 탈모는 공통점이 상당 부분 있다. 먼저, 원인적인 측면에서 보면 두 질병 모두 남성 호르몬이 과다한 것이다. 둘째, 증상적인 측면에서 두 질병 모두 미세한 염증 현상과 밀접한 관련이 있다.

그래서 당초 전립선 비대증 치료제로 개발된 피나스테리드나 두타스테리드와 같은 약들을 용량을 조절하여 탈모 치료용으로 '차용'할 수 있는 것이다.

모든 탈모의 원인이 남성 호르몬 과다로 인한 것이 아니고, 원형 탈모증은 자가면역 체계 고장이 원인이다. 따라서, 원형 탈모증의 경우에는 전립선 비대증 치료제를 차용하더라도 효과는 없을 것이다.

전립선암은 전립샘에 발생한 악성종양이다. 전립선암은 평균 수명 연장 등으로 환자의 수가 증가하고 있는데, 이를 조기에 발견하기 위해 혈액검사를 통해 PSA(Prostate Specific Antigen, 전립선 특이 항원) 수치를 측정하여 전립선암의 위험도가 높은 환자들을 조기에 찾아내고 있다.

그런데, 탈모 치료용으로 전립선 비대증 치료제인 피나스테리드나 두타스테리드를 복용하게 되면 PSA 수치가 정확하지 않아 전립선암의 조기 발견을 어렵게 한다는 문제점이 있음을 명심해야 한다.

나이 든 남성이 남성 호르몬의 과다를 젊은이만큼 걱정할 필요는 없다

호르몬으로 인한 탈모는 남성 호르몬이 부족해서가 아니라 과다하게 되어 발생하는 문제이다. 물론, 이러한 호르몬의 불균형이 발생한 원인을 쫓아가 보면 유전적인 요인이 상당 부분 작용할 것이다.

그러나 어떤 유전자가 어떤 경로로 남성 호르몬을 과다하게 하는지 등 구체적인 것은 앞서 언급한 대로 여전히 밝혀지지 않고 있다.

참고로, 남성도 남성 호르몬만이 아닌 여성 호르몬도 있다. 마찬가지로 여성도 여성 호르몬인 에스트로겐(Estrogen)만 분비되는 것이 아니라, 부신이라는 기관에서 남성 호르몬인 테스토스테론도 남성의 약 10% 정도 분비된다.

나이가 들어감에 따라, 남성은 상대적으로 남성 호르몬 분비가 약화되고, 여성은 여성 호르몬 분비가 약화된다. 각자의 성징(性徵)이 감소하는 것이다. 즉, 나이가 들어가면 남성은 여성화되고, 여성은 남성화되는 이유이기도 하다.

그러면, 여기서 당연히 들어야 할 의문은 남성의 경우는 나이가 들수록 남성 호르몬이 감소하므로 탈모 치료 등을 위하여 남성 호르몬 억제제를 젊은이들만큼 열심히 먹어야 하는지다. 결론부터 말하면 'NO'이다.

호르몬으로 인한 영향은 상대적으로 작아질 수 있겠지만, 탈모는 호르몬이라는 경로를 통해서만 발생하는 것이 아니다. 노화 등 여러 다른 경로와 원인을 통해서도 발생할 수 있다.

그리고 나이 든 남자가 남성 호르몬 분비가 다소 줄었다고 하여 탈모 부위에서 머리카락이 무성하게 자라날 수 있다는 의미도 결코 아니다. 젊은 시절 빠진 머리카락과 노화로 진행되는 탈모가 극적인 반전 과정을 일으키기를 기대하기는 어려울 것이기 때문이다.

여기서 한 가지 분명한 것은 노년의 남성이 탈모를 치료하기 위해 남성 호르몬을 억제하는 치료제인 피나스테리드나 두타스테리드를 젊은 남성과 똑같이 처방을 받을 필요는 없다.

임상을 통한 효과분석에서도 나이가 많은 남성에게 피나스테리드나 두타스테리드를 처방하게 되면, 젊은 층에게 처방했을 때보다 효과가 상대적으로 많이 떨어진다고 한다.

원형 탈모증은 면역 체계 고장이 원인이다

탈모는 크게 두 가지 형태가 있다. 탈모 원인의 약 80%를 차지하는 안드로겐형 탈모(Androgenetic Alopecia. AGA)와 원형 탈모증(Alopecia Areata. AA)이 그것이다. 전자는 앞서 살펴본 바와 같이 주로 남성 호르몬의 영향에 기인한 것이고, 후자는 자가면역체계(autoimmune system) 고장과 밀접한 관련이 있다. 원인이 완전히 다른 만큼 치료 방법도 달라야 할 것이다.

원형 탈모증은 전체 인구의 약 2%가 영향을 받는 질환으로서, 동전 크기 원형으로 하나 또는 여러 개의 부분적 탈모로 나타나므로 외관 상으로도 가장 보기 흉한 경우에 해당한다.

매우 드물기는 하지만 원형 탈모증이 심한 경우에는 머리카락이 전부 빠지는 '전두 탈모' 또는 온몸의 털이 빠지는 '전신 탈모'로까지 이어지기도 한다.

면역 체계는 우리의 몸과 건강을 지키는 파수꾼 역할을 한다. 외부에서 공격하는 물질이 우리 신체에 침입하면 이를 공격하여 우리 신체를 건강한 상태로 지키는 역할을 한다. 이러한 역할을 하는 대표적인 것이 면역세포인 림프구(Limphocyte)이다.

그런데 자가 면역 체계에 이상이 생기면, 면역세포인 림프구가 아군과 적군을 구분하지 못해 이질적인 외부 물질만 공격하는 것이 아니라 정상적인 모낭세포까지 공격하여 탈모를 유발하게 되는 것이다. 즉, 자가 항체가 자기 모낭을 공격하는 것이다.

원형 탈모증도 상당 부분 유전적인 요인이 작용한다는 점이 밝혀져 있다. 즉, 유전적 요인 → 자가 면역 체계 고장 → 탈모로 이어지는 것이다.

그리고 아토피성 피부염이 있는 사람은 원형 탈모증도 함께 나타날 가능성이 크다고 한다. 원형 탈모증은 특히 염증 현상과도 매우 밀접한 관련이 있다. 자세히 탈모 부위 모낭 안과 주변을 관찰해 보면 염증이 있고 이곳에 면역세포인 임파구들이 모여 있다고 한다. 이에 대한 치료 방법으로 그동안 Steroid 주사나 여타 면역성 치료제를 활용해 왔다.

한편, 류마티스 관절염은 나이가 들면서 나타나는 퇴행성 관절염과는 달리 면역 체계 고장과 과도한 염증 반응을 일으키는 야누스 키나제(Janus kinase, JAK) 등이 원인이다. 이를 억제하는 치료제 중 하나가 '올루미언트(Olumiant)'[1]이다.

 당초 류마티스 관절염 치료제로만 사용되던 것이 2022년 6월 '원형 탈모증' 치료제로 미국 FDA의 승인을 받았고, 마침내 2023년 3월에는 우리나라에서도 승인이 되었다. '성인 중증 원형 탈모증'에 처방되는 약이다.

 2023년 6월에는 화이자가 류마티스 관절염 등에 사용되는 야누스 키나제(JAK) 억제제이면서 12세 이상 청소년들도 사용할 수 있는 원형 탈모 치료제인 '리트풀로(Litfulo)'[2]를 미국 FDA로부터 승인을 받았다고 한다.

 원형 탈모증으로 고통을 받고 있는 환자분들에게 희망을 주는 소식이고, 화이자의 경우에는 12세 이상의 청소년 원형 중증 환자에게 희소식이 아닐 수 없다.

 원형 탈모증은 여러 탈모 유형 중 당사자에게 가장 고통스러운 유형의 질환이다. 즉, 많이 아픈 상태에 있는 것이다. 주변 사람들의 많은 이해와 협조가 반드시 필요하다.

---

1) 성분명: 바리시티닙(Baricitinib)
2) 성분명: 리틀레시티닙(Ritlecitinib)

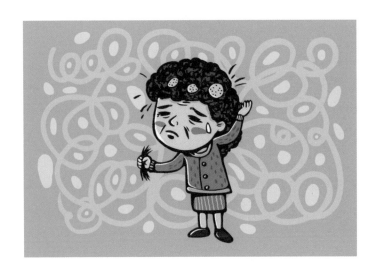

혈관이 좁아지거나 혈액 흐름이 좋지 않으면 탈모가 일어난다

호르몬에 이어 두 번째로 중요한 탈모의 원인으로 주목받는 것이 두피의 혈류 흐름에 문제가 발생한 경우이다.

정상적인 경우에는 머리카락은 모낭에서 자라고 빠지는 과정을 끊임없이 반복하게 된다. 이러한 과정이 유지되기 위해서는 모낭안에 있는 세포들이 열심히 일을 해주어야 한다.

모낭에는 벌지구역에 있는 줄기세포(stem cell)뿐만 아니라 다양한 세포들이 존재한다. 이와 같이, 모낭안에 있는 세포들이 생존할 수 있고, 자신들의 임무를 다하기 위해서는 혈액(blood)으로부터 각종 '영양소'와 '산소'를 충분히 공급받아야만 한다.

만약, 모낭 주변의 혈류흐름이 원활하지 못하게 되면, 모낭안의 세포들은 충분한 영양소와 산소를 공급받지 못하게 되어 세포들은 사멸하거나 제 기능을 못하게 될 것이다.

한편, 모낭의 구조를 보면, 모세혈관(capillary)은 모낭의 바닥에 위치하고 있는 모유두(dermal papillar)와 직접 연결되어 있다.

모유두는 모낭안의 세포들에게 신호를 보내는 역할 등 머리카락의 정상적인 주기를 유지하는데 결정적인 역할을 한다. 혈류흐름이 좋지 못하면 모유두도 제 역할을 하지 못하게 될 것이다.

즉, 모낭주변의 혈류흐름(blood flow)이 좋지 못한 것은 탈모의 매우 중요한 하나의 원인이 되는 것이다.

현재, 남녀 공통으로 사용하는 거의 유일한 탈모 치료제가 바르는 '미녹시딜(Minoxidil)'이다. 미녹시딜은 당초 고혈압 치료제로 본질적으로 혈관에서 혈류의 흐름을 원활하게 하기 위한 'Potassium Channel Opener로서 혈관 확장제(Vasodilator)[3]'이다.

이는 혈류 흐름을 좋게 하면 모유두의 기능이 활성화되어 탈모 예방

---

3) '이 용어가 미녹시딜의 주 기능이구나.' 하는 정도로 이 책을 읽는 동안만 기억해 둘 필요가 있다.

과 치료에 도움을 준다는 것을 의미하는 것이다. 즉, <u>혈관 확장 → 혈류</u> <u>흐름 개선 → 모유두의 영양 공급 및 신호 전달 기능 제고 → 모낭에서 모발 생</u> <u>성</u>의 과정인 것이다.

천연 미녹시딜에 해당하는 천궁

예로부터 천궁을 달인 물로 머리를 감아 주면 탈모 예방 및 치료 등 모발 건강에 도움이 되는 것으로 알려져 있다.

최근에는 천궁의 '분산작용'과 '유화작용'으로 두피를 깨끗하게 하고 은은한 향이 나며 뻣뻣하고 억센 머리카락을 부드럽고 윤기 나게 하는 효과로 한방 샴푸의 원료로도 많이 활용되고 있다. '댕기머리'라는 유명한 샴푸의 원료로 사용되었던 것도 바로 천궁이다.

『동의보감』에도 천궁은 "어혈[4]을 풀고 새로운 피가 생겨나도록 한다."라고 기록되어 있다. 또한, 피부조직의 진정과 재생에도 도움이 된다. 왠지, 혈관확장제인 미녹시딜이 혈류흐름을 좋게 하는 기능과 매우 유사한 기능을 천궁이 갖고 있다는 생각이 든다.

아니나 다를까 천궁은 위와 같이 혈액순환에 탁월하여 모낭에 영양 공급을 원활하게 함으로써 발모 효과까지 있다고 한다.

---

4) 몸에 혈액이 제대로 돌지 못하고 한곳에 정체되어 있는 증상

천궁은 혈장(plasma)에 있는 단백질인 알부민, 글로블린, 피브리노겐중 혈액을 응고시키는 역할을 하는 '피브리노겐'의 역할을 억제하여 혈액순환을 촉진하고 혈압을 안정적으로 유지시키는 등 혈관으로 인한 성인병 예방에 탁월한 효능을 보인다.

특히, 혈관을 청소하는 역할을 하여 혈류 내 전체 콜레스테롤(지방성분)을 감소시킴으로써 동맥 경화에 효과를 준다. 혈관 형성, 뇌졸중(Stroke) 예방 효과 등에 대한 연구 결과도 있다.

천궁이 기본적으로 미녹시딜과 마찬가지로, 직접적으로 'Potassium Channel Opener로서 혈관 확장제(Vasodilator)' 역할을 하여 미녹시딜과 같은 기능을 할 뿐만 아니라, 추가로 두피와 머리카락에 매우 좋은 기능까지 함을 알 수 있다.

모낭은 표피를 지나 진피에 자리 잡고 있다고 언급했다. 모유두와 모세혈관 등도 진피에 위치하고 있다. 그러면, 아무리 좋은 성분이라도 표피를 통과하여 모낭이 있는 진피까지 도달해야 효과가 있는 것이다.

그러나, 후술하겠지만 우리의 피부를 통과할 수 있는 물질은 매우 적다. 따라서, 바르는 약이 효과를 발휘하기 위해서는 인위적인 '피부 투과 촉진제(skin penetration enhancer)'를 포함시킨다. 바르는 탈모약인 미녹시딜도 마찬가지이다. '알코올'과 'PG(프로필렌글리콜)'라는 피부 투과 촉진 물질을 대량으로 함유하고 있다.

그만큼 바르는 약이나 화장품 등에서 '피부 흡수' 또는 '피부 투과'

는 중요한 이슈인 것이다.

그런데 천궁의 추출 오일은 우리 피부를 쉽게 침투하는 계면활성제와 마찬가지로 줄 구조(원 구조가 아닌)를 갖고 있어, 천궁을 피부에 바를 경우 자체적으로 피부 투과력과 흡수력도 좋은 매우 훌륭한 성질까지 지니고 있다.

HPLC 방법으로 측정한 결과, 천궁 오일의 피부 침투력(2.60)은 화학 피부 침투 촉진제의 대표 격인 Azone(1.97)보다도 탁월하면서도, 피부에 바를 경우 매우 안전(very safe)하다는 점까지 중국 과학자들이 증명하였다(참고 자료 29).

또 다른 연구 결과에서도 천궁의 에센스 오일의 돼지 피부 안정성 시험에서 뚜렷한 부작용이 없는 것으로 나타났다. 천궁에 대해서는 의학적 가치가 매우 높아 수많은 연구가 이루어지고 있다.

탈모 치료에 현재 가장 널리 사용되는 미녹시딜과 비견되어 '천연 미녹시딜'이라 할 수 있을 뿐만 아니라, 자체적으로 강력한 피부 침투력까지 갖추고 있어서 두피에 바를 경우, 미녹시딜처럼 부작용 등이 수반되는 화학 피부 침투 촉진제를 별도로 섞을 필요도 없다.

이외에도 해독 작용과 신장 기능을 향상시키는 데 효과적이어서 이뇨 작용과 체내에 쌓여 있는 노폐물, 독소, 중금속 등을 배출할 수 있도록 한다. 항균, 항염 작용도 한다.

천궁의 종류는 일반 중국산(1천궁), 국내산(토천궁), 사천천궁이다. 국내에서 유통되고 있는 천궁은 대부분 1천궁과 토천궁이다. 일부 제약 회사에서 사용하고 있는 것은 사천천궁이다. 토천궁의 경우 기름 함량이 높아 기름을 빼지 않고 먹으면 두통이 발생할 수 있으므로 이를 제거(거유 과정)하고 사용해야 한다. 뿌리 부분을 사용한다.

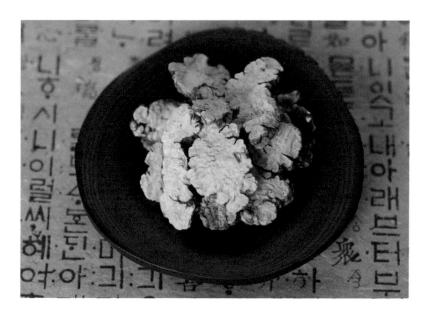

열 및 염증 현상은
탈모와 매우 연관성이 높다

생화학적 측면에서는 탈모에 대해 위와 같이 설명될 수 있지만, 병리학적 측면에서는 탈모 증상이 있는 환자의 두피를 현미경 관찰하였을 경우 탈모 현상과 두피의 '열과 염증 현상'과는 매우 밀접한 상관관계가 있다고 한다(참고 문헌 1).

안드로겐형 탈모와 밀접한 관련이 있는 양성 전립선 비대증도 염증 현상과 매우 관련이 높다. 이는 염증이 원인이라기보다는 탈모에 수반되는 현상이라고 보는 것이 맞다. 또한, 원형 탈모증도 류마티스 관절염과 같이 염증 현상의 일종이다.

참고로 지루성 피부염은 두피 등 피지 분비량이 많은 신체 부위에서 발생하며, 발병 시 붉은 반점 등이 관찰되는데 피부 각질과 함께 진물, 따가움이 나타나기도 한다.

이러한 두피의 지루성 피부염과 같이, 여러 원인들에 의해 발생하는 두피의 염증 자체가 탈모의 직접적 원인으로 작용할 수도 있다. 따라서, 곰팡이, 박테리아, 바이러스 등 병원체는 탈모의 원인이 될 수 있는 만큼 항상 모근과 두피를 청결하게 관리하여야 한다.

그렇다고 과하게 씻어 낼 필요는 없다. 직설적으로 말하자면 과하게 씻어 내서는 안 된다. 뭐든지 과한 것은 부족한 것만 못하다고 하는 말이 그대로 적용된다. 이에 대한 이유는 후술할 것이다.

수면장애(Sleep disorder)는 탈모의 주요 원인이다.

우리가 근심 걱정이 많거나 몸에 질병이 있으면 흔히들 '안색(顔色)'이 안 좋다고 한다. 얼굴 표정이 찡그리게 되고 얼굴의 빛깔도 어두어지는 것과 같이, 속에 있는 정신적·신체적 증상들이 얼굴 표정과 색깔로 드러나는 것이다.

피부는 우리 신체를 보호하는 등 여러 기능을 한다. 그 중에 우리가 간과하기 쉬운 것이 "피부는 표현(expression)을 하는 기능이 있다는 것"이다. 예컨대, 우리가 간이 좋지 않거나 비타민C가 부족하면 얼굴이 점점 까맣게 된다. 간에서 생성되고 비타민C에 의해 활성화되는 미백 작용을 하는 '글루타치온'이 제 역할을 하지 못하게 되기 때문이다.

간 건강뿐만 아니라, 폐가 좋지 못해도 피부는 즉각 반응을 한다. 동의보감에 "폐주피모(肺主皮毛)"라는 말이 있다. 폐가 피부와 머리털 등을 주관한다는 것이다. 한마디로, 폐가 좋지 못하면 피부가 거칠어지고 탈모도 발생한다는 의미이다.

우리가 우리의 신체건강을 사전에 점검하기 위하여 보통 1년에 한번 또는 2년에 한번 정도 '건강검진'을 한다.

그러나, 우리는 매일 자신의 신체건강뿐만 아니라 정신건강까지 점검을 할 수 있는 방법이 있다. 자기 자신의 안색(표정과 색깔)을 살펴

보는 것이다.

우리의 신체내에서는 '세포분열(cell division)'이 계속해서 일어난다. 대표적인 것이 각질생성세포(keratinocyte)이다. 우리 피부의 가장 바깥쪽에 위치하고 있는 각질도 태어나고 성장하다 죽는 과정을 거친다.

세포분열이 활발하게 이루어져야 깨끗하고 건강한 피부를 갖을 수 있고, 머리카락이 모낭에서 계속해서 자라날 수 있다. 그런데, **여기서 매우 중요한 사실은 이러한 세포분열은 우리가 밤에 잠을 잘 때 주로 이루어진 다는 것이다.** 그 이유는 알 수 없다고 한다.

따라서, 밤에 잠을 잘 자지 못하게 되면 우리의 피부가 반응을 하게 되고, 피부가 거칠어지고 찍찍한 분위기가 된다. 탈모의 주요한 원인이 된다.

세포분열이 어찌 피부와 머리카락에만 영향을 미치겠는가? 우리의 각 신체기관에서는 정도의 차이는 있지만 세포분열이 끊임없이 이루어지고 있고 이루어져야 한다. 따라서, 세포분열이 잘 되지 않으면 그만큼 모든 신체기관이 악 영향을 받게 될 것이다.

아무튼, 우리의 피부(두피, 머리카락)는 수면상태에 의해서 영향을 받을 뿐만 아니라, 우리 신체의 전체 건강상태를 나타내는 지표로서의 역할도 한다.

즉, 우리의 내부 장기(간, 위, 폐, 콩팥 등)의 건강상태가 좋지 못하면 피부도 좋지 못하게 되고, 두피와 머리카락도 영향을 받게 된다.

결론적으로, <u>두피가 건강하고 머리카락이 정상적으로 잘 자라나게 하기 위해서, 그리고 우리의 전반적 정신적.육체적 건강을 위해서 밤에 수면을 충분히 취하는 것이 매우 중요</u> 하다.

약물치료, 출산 등도 탈모의 원인이 된다

항암 치료를 받는 환자들을 보면 치료 과정에서 일시적으로 머리카락이 빠지는 현상을 볼 수 있다. 이를 '성장기 탈모'라고 부르기도 한다. 잘 성장하고 있던 머리카락이 빠지는 경우에 해당한다고 해서 붙여진 이름이다.

암은 변이 세포가 통제되지 않고 분열을 계속함으로써 발생하는 '종양 현상'이므로, 항암 치료에서는 세포분열을 억제하는 약을 투여하게 된다. 그 결과, 부작용으로 모낭 안에 있는 세포들까지 영향을 받아 세포분열을 하지 못하게 된다.

즉, 건강한 모발이 자라나기 위해서는 모낭 안에서 계속해서 활발하게 세포분열이 일어나야 하는데, 항암 치료로 인하여 모낭 안의 세포까지 세포분열을 하지 못하게 되어 멀쩡하게 잘 자라던 머리카락이 빠지게 되는 것이다.

이와 같이 탈모는 약물치료 과정의 부작용으로 발생할 수도 있는 것이다. 항암 치료에서만 발생하는 것은 아니고, 피임약, 관절염 치료제 및 심지어 여드름 치료 과정에서도 정도의 차이는 있지만 탈모 현상이 발생할 수 있다고 한다.

다만 약물에 의한 탈모의 경우에는 대부분 치료 과정이 끝나면 다시 머리카락이 자라나기 때문에, 이 경우에도 탈모를 너무 걱정할 필요는 없다.

한편, 여성의 경우에는 월경과 출산 후에 여성 호르몬인 '에스트로겐'이 감소하고 남성 호르몬 성격에 가까운 '프로게스테론'이라는 호르몬의 증가로 일시적으로 탈모가 일어날 수 있다. 이런 경우 여성 개인마다 탈모의 정도 및 기간은 다르지만, 시간이 지나면 저절로 회복되므로 이로 인해 걱정을 너무 하거나 병원을 찾아갈 필요는 없다.

또한, 물리적인 힘에 의해 머리카락이 소위 '뽑히는' 경우에 머리카락이 다시 자라나는지 여부이다. 흰머리를 뽑으려다가 안타깝게도 검은 머리카락을 뽑았다고 하자. 이런 경우에는 그 모낭에서 다시 검은 머리카락이 자라난다. 흰 머리카락을 뽑으면 흰 머리카락이 자라날 것이다. 따라서, 흰머리를 줄이기 위해 흰머리를 뽑을 필요는 없는 것이다.

왜냐하면, 머리카락은 물리적인 힘에 의해 빠졌지만, 머리카락을 만들어 내는 공장 역할을 하는 모낭은 손상되지 않고 그대로 존재하는 경우가 대부분이기 때문에 머리카락이 다시 자라날 수 있는 것이다. 그러나 두피에 화상이나 크게 상처를 받아 모낭까지 손상된 경우에는 머리카락은 다시 자라나지 못할 것이다.

각 모낭에서 자라나는 머리카락의 색깔을 결정하는 것은 모낭 안에 있는 멜라닌세포이다. 흰 머리카락을 뽑는다고 하여 그 모낭 안에서 활동 중인 멜라닌세포의 기능이 바뀌지는 않는다.

즉, 흰 머리카락을 뽑으면 흰 머리카락이 나오고 검은 머리카락을 뽑으면 검은 머리카락이 나오게 되는 것이다.

어떤 이유로든 머리카락을 일부러 뽑는 것은 좋지 못하다. 몇 번은 모낭이 봐주지만, 계속해서 반복하면 모낭이 손상을 입게 되어 제대로 된 머리카락을 생산하지 않을 것이기 때문이다.

젊은 나이의 흰 머리카락은 유전성 및 비만(Obesity)과 밀접한 관련이 있다고 알려져 있다.

두피 건조는 탈모를 촉진하는 매우 중요한 원인이다

또 다른 탈모의 원인은 두피가 건조해지는 것이다. 두피를 포함한 피부조직은 건조한 것이 매우 좋지 않다. 그래서, 화장품업계에서 가장 많이 팔리는 제품중의 하나가 보습제이기도 하다. 두피 및 피부의 건조 증상은 당연히 신체 및 두피의 열(Temperature)과도 관련이 있다.

피부는 바깥 부분부터 시작하여 표피층(epidermis), 진피층(dermis), 피하층(hypodermis)으로 구성되어 있다. 표피층을 제외한 진피층과 피하층은 우리 내부 신체 기관과 비슷하여 수분도 일반 기관과 비슷한 정도로 많이 있다.

그러나 표피층, 그중에서도 각질층은 수분함량이 15 ~ 20% 수준에 불과하다고 한다. 그러나 각질층도 이 정도의 수분은 머금고 있어야 정상적인 기능을 하게 된다.

피부가 건조하면 보호막 기능이 떨어지고 피부 주름과 같은 피부 노화도 빨라지고 건성 습진 등 피부염이 생기기 쉽다. 두피의 경우에도 건조는 탈모의 중요한 요인으로 작용한다. 두피에 충분한 수분이 공급되어야 하는 이유이다.

머리카락을 나무에 비유하자면, 메마른 밭에서는 나무가 잘 자라지 못하고 말라서 죽는 것과 같은 이치이다. 생명이 자라는 곳에는 항상 물이 필요하다.

각질층에는 친수성 흡습 물질인 '천연보습인자(NMF, Natural Moisturizing Factor)'라는 것이 존재하여 수분을 유지하는 기능을 한다. 또한, 각질세포 사이를 채우고 있는 세라마이드(Ceramide)를 비롯한 지방들도 매우 중요한 보습 기능을 한다.

피부(두피)가 건조해지는 이유는 매우 다양하다. 외부적인 요인인 계절의 영향도 받고, 나이의 영향도 받는다. 즉, 나이가 들수록 피부는 건조해진다.

 개별적으로는 열이 많거나 체온 등이 올라가면 피부 건조 현상이 나타나게 된다. 참고로, 한의학에서는 신장(콩팥)에서 비롯된 열과 이로 인한 두피 건조 때문에 탈모가 촉진된다고 본다. 그래서 신장과 열을 낮춰 줄 수 있는 검은콩 등 검은 식물들을 복용할 것을 권유한다.

 그러나 무엇보다도 중요한 것은 두피에 적정량의 피지가 존재하면서 땀과 적절히 섞여 보습기능을 하는 것이다. 그리고, 피부의 장벽기능과 보호기능의 유지도 결정적인 역할을 한다. 이것은 잘못된 습관으로 화학제품(샴푸, 린스, 잦은 염색 등)을 과다하게 사용하여 피부 장벽이 파괴되는 경우 등에 발생하는 경향이 크다.

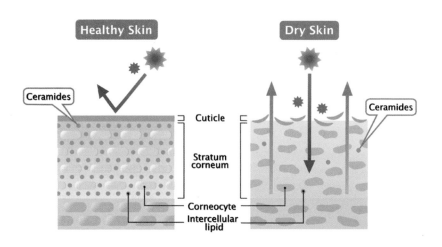

물(수분)은 우리의 건강과 탈모, 피부에 매우 중요한 역할을 한다

　우기와 건기가 뚜렷한 지역이 있다. 장기간의 건기에는 생명체를 거의 찾아보기가 힘들다가도 비가 한 번 쏟아지고 나면 어디에 숨어 있었는지 신기할 정도로 새싹이 돋아나고 온갖 동물이 몰려온다.

　진화론을 언급하지 않더라도 모든 생명의 근원이 물이라고 하는 정도는 모두가 공감할 수 있을 것이다.

　우리 피부나 두피 등도 건조한 것은 노화를 촉진하고 탈모를 촉진하는 매우 중요한 원인이다.

　우리의 피부를 논으로 비유해 보자. 물이 넘실거리는 논과 오랜 가뭄으로 바닥이 갈라진 논을 생각해 보면, 건조한 피부가 얼마나 좋지 않다는 느낌을 받을 수 있을 것이다.

　우리 몸의 약 70%는 물이다. 물이 우리 몸속에서 차지하는 비중은 장기에 따라 다르다. 혈액의 94%, 뇌의 75%, 심장의 75%, 폐의 86%, 신장의 83%, 근육의 75%, 연골의 80%가 물이다.

　우리가 움직일 때는 물론이고 쉬고 있는 동안에도 우리 몸속의 세포들은 부지런히 일을 한다. 기관별로 필요한 영양소와 에너지를 보내주기 위해서다.

음식물을 통해 흡수된 영양분은 간에 저장되었다가 혈액을 통해 각 기관에 전달된다. 이때 각 세포에 영양분을 공급하고 질병과 노화를 예방하는 중요한 역할을 하는 것이 수분이다.

위와 같이 수분은 우리 몸 건강 전체, 피부, 두피 건강 및 탈모 예방 등에 매우 중요하고도 필수적인 요소이다.

우리 몸에 필요한 수분이 부족하면 갈증과 통증을 유발하여 수분을 섭취하도록 신호를 준다. 이때 이를 무시하면 세포와 장기는 제 기능을 하지 못하고 손상되거나 노화라는 치명적인 결과로 이어질 수 있다.

나이에 따라 우리 신체의 수분 비중도 달라진다. 갓 태어난 아기의 몸은 90%가 수분인 반면, 60대가 넘어가면 60% 이하로 떨어진다고 한다.

위와 같이 나이가 들수록 수분의 양이 줄어드는데, 수분이 부족할 때 보내는 신호 기능마저 약해지는 경향이 있다.

따라서 나이가 들수록 갈증을 느끼지 않더라도 규칙적으로 수분을 섭취하는 것이 건강을 유지하고 세포들의 노화를 막아 주고 탈모도 예방하는 방법이다.

우리의 기본적인 신체 구조가 수분과 밀접한 관련이 있는 것은 본질적인 문제이므로 어찌 물이 나이 드신 분들만 필요하겠는가? 젊은 분들도 물을 자주 마시는 것은 탄력 있는 피부와 탈모 방지뿐만 아니라 건강을 지키는 데 매우 좋다.

이렇게 우리 신체의 약 70% 정도를 구성하고 있는 수분이 태양열 등에 의해 쉽게 증발되어 버린다면 우리는 생존하기가 어려울 것이다. 그래서, 우리의 피부는 우리 몸속의 수분이 쉽게 빠져나가지 못하고, 외부의 오염물질들은 쉽게 침투하지 못하도록 나름의 강력한 방어벽(Barrier)을 만들어 놓고 있다.

　그만큼 피부의 장벽 또는 보호 기능이 매우 중요한 것이다. 비누, 샴푸, 린스, 기타 설거지, 세척 등을 위해 사용하는 화학제품들은 각자의 용도에는 매우 유용한 기능을 하지만, 한편으로는 이러한 피부의 장벽 기능을 서서히 파괴하는 나쁜 역할도 한다는 점을 항상 명심하면서 최소한으로 사용할 필요가 있다.

　이와 같이, 탈모 등 건강에 매우 중요한 요인인 피부의 건조 및 피부의 장벽 보호 기능 등에 영향을 미치는 또 다른 중요한 변수가 되는 것이 피부의 산도(pH)이다. pH는 산도를 나타내는 것으로 0~14까지 표시된다. 중립값은 물(Water)과 같은 7이다. 7보다 높으면 알칼리성, 그보다 낮으면 산성이다.

　우리의 정상적인 피부의 pH는 5.5 정도로 "약산성"이다. 알칼리성일수록 피부가 건조해진다. 알칼리성 피부는 염증을 유발하는 경향도 있다. 아토피 피부염이나 여드름의 경우가 알칼리성 피부의 대표적인 경우이다.

　따라서 피부에 사용하는 제품들은 약산성 제품을 사용하는 것이 좋으나, 비누, 샴푸 등 시중의 대부분의 세정제들은 알칼리성이다. 알칼리성은 세정력이 좋아 씻는 느낌을 강하게 주기 때문이다.

최근에는 약산성 제품들도 많이 출시되고 있다. 피부의 민감도는 개인마다 다르다. 피부가 민감한 사람들은 사용하는 제품의 산도(pH)에도 신경을 많이 써야 할 것이다.

참고로, 우리 피부의 방어 기능은 완벽하지 못하다. 그리고, 현대인의 도시 환경은 공기 중 오염물질들로 가득하다. 모든 오염물질이 우리 체내로 들어온다면 큰일이다. 물론, 일부 미세인자는 당연히 코를 통해서도 체내로 들어가지만 피부를 통해서도 들어갈 수 있다. 미세먼지 농도가 심할 때 외부 활동을 자제하여야 하는 이유이다.

아무튼, 어떤 이유로 피부가 지나치게 건조해진 경우에는 보습제를 사용하는 것이 좋다.

※ 보습제(Humectant)의 역할

젊은 피부(Anti-aging)를 유지하는 것과 수분 유지가 매우 밀접한 관련이 있다는 사실이 밝혀진 이후 화장품 업계에서도 많은 보습제를 만들어 내고 있다.

보습제는 진피에 있는 수분을 표피와 각질층으로 끌어당기거나 공기 중의 수분을 끌어당기는 역할을 한다.

보습제는 말 그대로 피부세포에 수분을 보충해 주는 역할을 한다. 피부세포가 물에 수화가 되면 그만큼 통통해지고 자글자글했

던 잔주름들이 펴지는 효과가 있는 것이다.

보습제는 적절한 흡습 능력과 지속성이 있어야 하고, 휘발성이 적을 것, 다른 성분과 공존성이 높을 것, 점도가 적당하고 사용 감촉이 우수하며, 피부와 친화성이 좋을 것, 무색·무취·무미할 것 등의 요건을 충족하면 좋다.

보습제의 예로는 덱스탄테놀, 글리세린(Glicerin, Glicerol), 프로필렌글리콜(PG), 폴리에틸렌글리콜(Polyethlene Glicol, PEG) 등이 있다. 그 외로 다음과 같은 것들도 있다.

솔비톨(Sorbitol)은 사과, 복숭아 등의 과즙에 함유되어 있다. 흡습 작용은 위 화학 원료들에 비해 상대적으로 약하다. 반면, 보습성이 저습도에서 발휘되므로 선호하기도 한다.

히알루론산은 우리의 진피 안에 존재하는 물질이다. 자신보다 1,000배 무게의 수분을 끌어당기는 힘이 있는 것으로 유명하다. 또한, 다른 보습제에 비해 주위의 상대 습도 영향을 잘 받지 않는 특성도 있다. 오래전부터 닭 벼슬 등을 이용하여 대량생산이 가능하게 되었다.

사과의 솔비톨 외에도 콩과 해바라기씨에 함유된 레시틴, 알로에 젤에 함유된 Mucopoly-saccharides 등 식물성 성분들도 훌륭한 보습제의 역할을 한다.

탈모의 전조 증상은 머리카락이
가늘어지고 피지량이 늘어나는 것이다

안드로겐형 탈모의 경우 DHT는 모발 생성에 필요한 단백질인 케라틴(Keratin)의 생성을 방해하고, 모낭을 공격해 진피에 자리를 잡고 있는 '모낭을 수축(Miniaturization)시키는 과정'을 거치게 된다고 했다.

탈모의 가장 뚜렷하고 확실한 전조 현상은 모발이 가늘어지고 힘이 없어지는 것이다. 대부분의 탈모 과정에서는 반드시 이 과정을 거치게 되어 있다.

머리카락이 가늘어졌는지를 판단하는 간단한 방법은 DHT에 면역력이 있는 뒤쪽 부분의 머리카락과 상대적으로 DHT의 영향을 많이 받는 정수리 부분의 머리카락 한두 개를 뽑아 굵기를 비교해 보는 것이다.

또 다른 탈모 진단의 방법은 머리를 당겨 보는 'Pulling Test'이다. 마찬가지로 머리 뒤쪽의 머리카락을 손가락으로 30~40개 잡고 천천히 당겨 보고, 정수리 쪽 머리카락을 당겨서 뽑히는 머리카락의 숫자를 비교해 보는 방법이다. 정수리 쪽에서 뽑히는 머리카락의 숫자가 많다면 탈모로 의심되는 상황이 될 것이다.

그렇다고 뒷머리에서는 머리카락이 하나 빠지고, 윗머리에서는 두 개 빠지면, 두 배라고 해석해서 '나는 탈모구나.'라고 생각할 필요까지는 없다. 당기는 힘의 세기에 따라 몇 개의 머리카락이 더 빠지는 것은 지극히 정상적일 것이다.

탈모인들이 머리카락이 많은 부위를 옆으로 하여 탈모 부위를 가리는 노력을 하는 경우가 많다. 그러나, 탈모인들의 머리카락은 가늘고 힘이 없기 때문에, 조금만 바람이 불어도 이러한 노력은 금방 수포로 돌아가는 어려움마저 있다.

한편, 모낭이 수축(Miniaturizing)되면 모낭은 작아지고 모낭 옆에 붙은 피지선은 상대적으로 커지게 된다. 그 결과로 탈모가 진행되면서 피지가 과다하게 분비된다. 어느 날부터 피지의 분비량이 점점 많아진다고 느껴진다면 탈모를 의심해 봐야 한다.

그리고, 탈모가 진행되면 머리카락의 성장주기가 점점 빨라진다. 머리카락이 충분히 자라지 못하고 빠지는 것이다. 그러므로 탈모가 진행되면 빠지는 머리카락 개수가 점점 많아지는 것이다.

탈모는 자연스러운 노화 현상이기도 하지만, 동년배에 비해 과다한 탈모는 분명 '질병'이라는 인식을 가질 필요가 있다. 생명에는 지장이 없는 질병인 만큼 외모에 그다지 신경을 쓰지 않는 사람이라면 그러려니 지나칠 수 있겠지만, 그렇지 않은 대부분의 경우는 빠른 치료가 최선의 방법이다. 모든 질병이 그렇듯이 시간이 지날수록 치료는 어려워지기 때문이다.

M 자형 탈모(대머리형 탈모)는
주로 남성에게 나타난다

탈모는 과거의 인식과 달리 중년 남성의 전유물이 아니다. 요즘은 성 조숙기가 빨라지는 등의 영향으로 젊은 층에서도 나타나고, 비율은 남성보다 낮지만 여성에게도 많이 나타난다.

그러나 탈모의 형태가 남성과 여성은 좀 다른 형태로 나타나는 경향이 있다. 남성의 경우는 이마 부위의 헤어 라인(Hair Line)이 뒤로 후퇴하는 형태(M 자형 탈모, 대머리)로 나타나지만, 여성의 경우는 머리 윗부분의 정수리나 가르마를 중심으로 머리카락이 가늘어지며, 전체적인 머리카락의 숫자가 감소하는 형태로 주로 나타난다.

쉽게 말하면, 이마 등 특정 부위가 집중적으로 빠지는 대머리 형태보다는 전반적으로 머리카락이 가늘어지고 성글어 보이게 되는 것이다.

그 이유는 여성은 앞머리 헤어 라인 부위에 남성 호르몬을 중화시키는 '아로마타제(Aromatase)'라는 효소가 더 집중적으로 존재하기 때문이다. 아로마타제는 남성 호르몬인 안드로겐을 여성 호르몬인 에스트로겐으로 전환시키는 중화 기능을 하여 상대적으로 M 자형 탈모가 남성에 비해 덜 나타나게 된다.

여성도 부신에서 남성 호르몬이 약 10% 정도가 발생한다. 젊은 시절에는 여성 호르몬인 에스트로겐(Estrogen)이 왕성하여 탈모가 잘 일어나지 않지만, 나이가 들어감에 따라 여성 호르몬의 양이 적어지게 되면, 상대적으로 남성 호르몬의 영향을 더 많이 받게 되어 안드로겐형 탈모 현상이 발생한다.

여성은 남성보다 외모에 더 민감한 성향이 있고, 머리카락을 길게 기르므로 머리카락이 여성의 외모에서 차지하는 비중은 크다. 따라서 여성이 탈모를 겪게 되면 정신적 고통은 그만큼 크게 되고 심리적 위축 등 영향도 크다.

그리고, 자신이 탈모로 고통을 겪고 있다는 사실을 다른 사람에게 알리지 못하고 혼자서 고민하는 샤이(shy) 탈모인이 되는 경향도 크다.

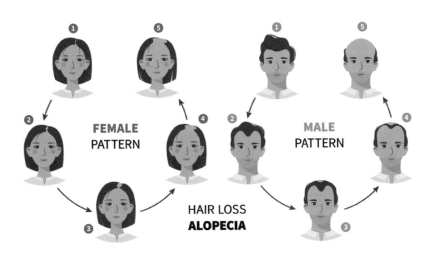

여성 호르몬 에스트로겐이
가장 많은 갈근(칡)

식물에도 동물인 우리 인체와 같은 성분이 많이 포함되어 있다. 다소 의아하게 생각될지도 모르지만 대표적인 것이 수분이다. 우리의 세포 막을 구성하는 물질이면서 우리 뇌의 상당한 구성 물질인 인지질의 일종인 '레시틴'이라고 하는 성분도 일부 식물은 많이 함유하고 있다.

여성의 갱년기는 폐경기 또는 제2의 사춘기라고 하는 시기로 50세 전후로 여성 호르몬인 에스트로겐의 분비가 급격히 줄어드는 시기이다. 피부도 건조해지고 탈모도 이 시기에 가속화된다. 머리카락이 가늘어지고 피지의 분비량도 늘어나면서 하루에 빠지는 머리카락 수도 늘어나게 된다.

여성 호르몬인 에스트로겐을 많이 함유하고 있어 여성의 과일이라고 불리는 것이 '석류'이다. 그런 만큼 여성들이 애용하고 있고, 여성들을 위한 많은 제품에도 포함되어 있다. 여기까지는 대부분의 사람이 알고 있다.

그런데, 석류보다 에스트로겐을 600배나 더 많이 함유하고 있는 식물이 있다.

바로 갈근이라고도 불리는 '칡'이다. 여러해살이 콩과 식물이면서, 주로 몸살감기와 숙취 해소 기능에 좋다고 잘 알려져 있다.

칡 속의 폴리페놀 성분은 유해성 금속 이온과 착염을 형성하여 몸속의 중금속을 배출하는 데 효과적이고, 약물 중독을 푸는 '해독제'로도 활용된다. 칡에는 카테킨(Catechin)이라는 우리 몸에 유익한 성분이 다량 포함돼 있어 독성물질의 배출을 촉진함으로써 간 기능도 활성화해 준다.

칡은 '숙취 해소'에도 탁월하다. 『동의보감』에도 "칡은 주독을 풀어 주고 입안이 마르고 갈증이 나는 것을 멎게 한다."라고 쓰여 있다. 침, 눈물 등 몸에서 분비되는 액체의 양을 많게 하여 갈증을 풀어 준다.

하버드대학도 칡뿌리가 숙취 해소에 탁월하다는 연구 결과를 발표했다. 알코올 분해 부산물(숙취)인 '알데하이드'를 50% 정도 줄여 주고, 혈중 알코올을 빨리 분해함으로써 농도를 떨어뜨리기 때문이다.

칡은 피를 맑게 해 주는 효능과 피부에도 도움이 되는 팔방미인 격인 식물이다. 고혈압과 동맥 경화 등 혈관 질환을 개선할 수 있고, 무기질과 비타민 C 등이 풍부하게 들어 있어서 여드름이나 아토피 등의 피부 질환 개선에 도움이 되고 피부에 탄력이 생기게 한다.

이런 내용들이 나오면, 이쯤에서 '아, 칡은 피부에 좋으니 탈모에도 무척 좋은 기능을 하겠구나.' 하고 생각하는 것이 맞다. 그런데, 더 많은 기능이 있다.

칡은 기본적으로 매우 찬 성질을 갖고 있다. 속 열을 내리며 가슴이 답답하면서 나타나는 울화병에도 도움이 된다. 칡은 마치 열풍이 불면서 덥고 건조한 사막에 촉촉한 비를 내려 주는 역할을 한다. 앞서 언급한 탈모의 주요 원인 중 하나인 두피 건조를 막아 주는 보습 기능까지 하는 '천연 보습제'인 것이다.

칡즙에는 검은콩 등에도 많이 함유되어 있고 탈모에도 효과가 크다는 '이소플라보노이드(Isoflavonoid)'라는 성분도 있다. 그럴 만한 것이 칡이 여러해살이 '콩과 식물'이기 때문이다.

두피의 원활한 혈액순환과 두통을 완화하고 피로를 해소하게 한다. 또한, 열이 두피까지 침투하는 것을 막아 줘 두피 건강과 탈모 개선에 도움을 준다.

이소플라보노이드는 또한 5AR의 작용을 억제하여 DHT의 생성 억제를 통해 남성형 탈모를 개선한다고 한다.

2017년 원광대 연구진의 연구 결과에 따르면, 모유두세포의 증식 효과가 미녹시딜보다 높게 나타났다. 한마디로 칡근이 바르는 탈모약인 미녹시딜만큼 탈모에 효과가 있다는 점을 입증했다는 것이다.

칡은 생명력이 무척 강하다. 주변 식물을 넝쿨과 뿌리의 영양분 흡수력으로 초토화시켜 버릴 정도이다. 갈등이라는 어원도 이러한 특징에서 비롯된 것이다.

갈근은 자연에서 오래 자란 것일수록 유효 성분의 함량이 높다. 암칡이 식물성 에스트로겐 성분이 훨씬 많은 것으로 알려져 있다.

참고로, 칡은 채취 시기에 따라 효능이 다르다. 잎과 줄기가 무성한 여름철에는 속이 비고 약성이 약한 반면, 겨울철 채취한 것에는 전분이 풍부하고 약성이 강하다.

즉, 겨울에 캔 칡이 제대로 된 것이다. 이와 같이 수확 시기에 따라 약성은 천차만별이다. 물론 자라는 토양이나 기후의 영향도 많이 받는다. 강원도 산골 깊숙한 곳에서 자란 야생 칡과 들판이나 밭 옆에서 자란 칡의 성분이 같을 수는 없을 것이다.

칡의 탈모에 도움이 되는 성분인 에스트로겐, 이소플라보노이드는 '지용성'으로 열에 약해 70도 이상의 온도에서는 파괴되기 쉬우므로, 탈모 치료를 위한 목적이라면 단순한 차 형태가 아닌 지용성 성분의 추출에 적합한 추출 방법을 사용하여야 한다. 여러 가지 식물 성분의 기본적인 추출 방법은 후술한다.

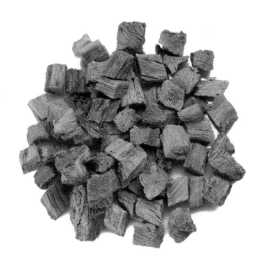

비만과 스트레스도 탈모를 유발한다

비만(Obesity) 및 과체중은 탈모 및 흰머리와도 관련성이 있다. 살이 찐 사람은 흰머리가 더 조기에 발생하고 빨리 진행한다는 연구 결과가 있다. 특히, 젊은 나이의 흰머리는 가족력과 더불어 과체중이 관련되어 있다고 한다.

따라서 매일 60분 이상의 유산소 운동이 탈모 예방 및 치료에 도움이 되는 것으로 밝혀졌다.

고지방 음식을 지속적으로 섭취하면 머리카락이 가늘어지고 탈모가 가속화된다. 왜냐하면, 모낭 줄기세포 내부에 지방이 들어차게 된다는 사실이 발견되었고, 세포에 지방이 끼면 '산화적 스트레스'와 '염증 반응' 증가로 모낭 줄기세포가 점점 없어지므로 탈모가 회복 불가능하게 되는 것이다.

반대로 급속한 다이어트도 탈모의 원인이 되기도 한다는 점을 주의하여야 한다. 머리카락은 계속 자라나기 때문에 세포분열이 매우 빠르게 이루어져야 하고 그만큼 영양분이 더 필요하다.

급속한 다이어트로 인해 머리카락이 자라나는 데 필요한 영양분을 충분히 공급하지 못하고, 극단적인 다이어트는 만성 미만성 탈모증을 유발하기도 한다.

마지막으로 언급할 탈모 원인은 정신적인 스트레스이다. 현대인의 삶은 정신적인 스트레스와 불가분의 관계에 있다. 그것이 어느 정도 한계를 넘으면 탈모 현상이 발생하게 된다.

정신적인 스트레스가 단지 탈모 현상만 야기하는 것은 아니고 만병의 근원이 되겠지만, 아무튼 탈모에도 매우 나쁜 영향을 준다.

우리가 스트레스를 심하게 받으면 탈모가 일시적으로 많이 일어나게 된다. 예컨대, 어떤 일로 엄청난 스트레스를 받는 와중에 머리를 감다가 머리카락이 뭉텅이로 빠지는 것을 발견하고 놀라는 경우이다.

스트레스를 심하게 받으면 '코티졸'이라는 물질이 부신에서 분비되고, 탈모 유발 남성 호르몬인 안드로겐도 함께 과다 분비되면서 탈모가 일어나게 된다.

일시적인 경우에는 스트레스 요인이 해소되면 머리카락은 다시 자라날 가능성이 높으므로, 굳이 병원을 찾거나 이러한 탈모로 인해 새로운 스트레스를 받을 필요는 없다. 그러나, 이러한 과정이 반복되거나 지속 기간이 길어진다면 영구 탈모로 이어질 수 있다는 점을 주의해야 할 것이다.

스트레스로 인한 탈모는 원형 탈모와 유사한 형태로 나타나기도 하지만, 면역 체계의 고장으로 인한 원형 탈모증(Alopecia Areata. AA)과는 관련성이 없다.

녹차를 열심히 마시면
비만을 막을 수 있을까

녹차를 많이 마시는 중국인들이 기름진 음식을 많이 먹는 것에 비해 비만이 상대적으로 적다. 그럼 녹차가 정말 비만을 막아 주는 역할을 하는지 과학적으로 설명이 가능할까? 결론부터 말하면 "Yes"이다.

커피 한 잔과 녹차 한 잔에는 커피에 카페인이 약 5배 정도 많다. 카페인은 대표적인 '수용성' 성분이므로 뜨겁게 끓일수록 많이 나온다. 녹차는 너무 끓이면 떫은맛이 나서 커피보다는 덜 뜨겁게 마시기 때문에 녹차에 들어 있는 카페인이 덜 추출된 상태에서 마신다.

그리고, 커피 한 잔에 들어가는 커피의 무게와 녹차 한 잔에 들어가는 녹차의 무게는 커피가 훨씬 많다. 무게를 같이 하고, 온도를 똑같이 하면 녹차에는 커피보다 더 많은 카페인이 들어있는 것이다.

중요한 것은 녹차의 카페인은 카테킨, 테아닌과 결합하여 흡수는 천천히 되게 하고, 섭취 후 2~3시간이면 배출된다. 반면, 커피의 카페인은 흡수는 매우 빠른 반면 섭취 후 체내에 72시간 동안 혈액 속에 남아 있는 특징이 있다. 이와 같은 특성은 카페인 자체의 특성이 아닌 카페인이 어떤 성분과 함께 활동하느냐에 따라 달라지는 것이다.

아무튼, 카페인은 우리에게 졸음을 몰고 오는 성분인 '아데노신'의 억제제로서 작용한다. 혈뇌장벽도 통과하기 때문에 뇌에도 직접 작

용하며 졸음을 일으키는 아데노신 수용체의 작용을 방해하고, '도파
민'의 분비를 좀 더 수월하게 만들어 주므로 뇌의 각성을 유지시킨다.
즉, 일종의 중추신경 자극제다.

카페인은 일시적으로 신진대사와 에너지 생산을 촉진한다. 그 과정
에서 탄수화물, 단백질과 지방을 분해한다. 지방을 분해한다는 것은
뱃살과 비만을 줄여 준다는 말과 같다.

신진대사를 촉진한다는 것은 힘을 세지게 한다는 뜻도 된다. 즉, 카
페인을 섭취하면 일시적으로 힘이 세지는 것이다. 그래서 한때는 카
페인이 스포츠 경기의 도핑 검사에서 금지물질이 되었다. 지금은 일
상적인 섭취와 남용의 구분이 애매하다는 이유로 금지 대상에서 감시
대상으로 격하되었다.

그런데 녹차에는 카페인만 들어있는 것이 아니다. 식물을 조금이라
도 연구하는 사람이라면 다 아는 매우 유명한 물질인 EGCG[5]가 상당
한 비중으로 들어있다. 녹차에 들어있는 이 카테킨 성분은 몸속의 지
방을 태우는 역할을 한다.

운동할 시간이 없는 사람들은 녹차만 꾸준히 열심히 마셔도 엄청난
다이어트 효과가 있는 것이다.

어떤 사람은 다른 다이어트 방법 다 해도 효과가 별로였는데, 녹차

---

5) Epigalocatechin-3-Galate의 약자, 폴리페놀 합성물인 카테킨(catechin)의 일종

를 꾸준히 마셨더니 몇 달 만에 15kg이 빠졌다고도 한다.

참고로, '엘 테아닌(L-Theanine)'은 녹차와 일부 버섯에만 들어 있는 독특한 아미노산이다. 이 성분은 현대인의 스트레스를 줄여 주며, 정신을 맑게 해 주는 효과가 있다. 산사에 가면 정신수양에 정진하는 스님들이 녹차를 즐겨 마신다. 녹차에는 정신수양에도 매우 좋은 성분들이 많이 들어 있는 것이다.

녹차는 각종 염증 억제와 악성종양을 억제하는 '항암 효과'도 매우 좋은 것으로 유명하다.

또한, 면역 강화와 혈관 청소부라고 할 수 있는 '사포닌'도 함유하고 있어 심장병, 동맥경화 등 심혈관 질환에도 도움이 되는 한마디로 '슈퍼 건강 식물'인 것이다. 물론, 탈모 예방과 치료에도 탁월한 효과가 있다.

탈모 등 만병의 원인이자
노화의 원인, "활성산소"

산소가 잠시만 없어도 우리는 죽는다. 호흡을 해야 하기 때문이다. 산소는 이미지도 좋다. 한때 CF에서 선풍을 일으킨 '산소 같은 여자' 이영애 씨도 있기 때문이다.

그런데, 산소는 좋은 산소만 있는 것이 아니라 활성이 크고 불안정하며 높은 에너지를 갖고 있는 '**활성산소**'라는 녀석도 있다. 그리고, 산소가 꼭 좋은 역할만 하는 것도 아니다. 공기 중에 오래도록 철로 만든 도구를 놔두면 녹이 슬게 된다. 산소와 만나 산화되어 녹이 슬어 결국에는 못 쓰게 된다.

우리 신체에서 활성산소는 면역 체계 강화 등 필요한 기능도 하기 때문에 일정량은 있어야 한다. 그러나 활성산소가 과하면 각종 질병을 일으키고, 노화 현상을 가속화 하며 만성피로감과 관절 등 온몸이 욱신거리며 아프다는 느낌이 든다. 왠지 40대 이상이 되면 느끼는 증상들이다.

활성산소는 여러 원인에 의해서 발생한다. 대부분은 호흡 과정에서 필연적으로 발생한다. 우리가 들이마시는 산소의 2~5%는 활성산소로 변화한다. 즉, 활성산소는 자연적인 우리의 호흡 과정 등에서 필연적으로 발생하는 부산물인 것이다.

우리 몸속에는 이러한 활성산소를 제어할 수 있는 '**항산화(anti-oxidant) 시스템**'을 갖추고 있지만 40대가 넘어가면 이 방어 시스템의 기능이 현저히 떨어지게 된다. 우리 모든 인간은 나이가 들어가면 신체 기관의 여러 기능이 떨어지는 '노화'라는 숙명을 벗어날 수 없다.

아무튼, 적정 수준의 활성산소는 우리 몸에 해롭지 않지만, 이것이 과하게 되면, 소위 '산화적 스트레스'를 받게 되고, 주변의 건강한 세포들을 공격하여 파괴하고 변형시켜 만병의 원인이 되고 노화를 급격히 촉진시킨다.

즉, 활성산소가 과하게 되면 활성산소 자체가 '매우 유해한 물질'이 되는 것이다. 미국의 존스 홉킨스 의과대학은 "지구상의 모든 질병의 90% 이상은 활성산소로 인한 것이다."라고 했다.

활성산소는 우리 신체 내의 정상 세포를 공격하고, DNA를 변형시켜 암 등 각종 질병을 유발하고, 혈관 흐름에도 문제를 일으켜 고혈압, 고지혈증, 당뇨병 등을 유발한다. 또한, 우리 인체의 해독 기능을 담당하는 간에 과부하를 초래하여 간 기능을 저하시켜 간염, 간경화, 간암 등을 유발하기까지 한다.

활성산소가 과다하면 피부 노화도 급격히 이루어져서 갑자기 팍 늙어 버린다. 피부로 가는 혈액순환을 방해하여 영양과 수분 공급이 제대로 안 되어 피부 건조, 피부 노화, 탈모가 심해지는 것이다. 즉, 탈모의 매우 중요한 원인인 것이다.

나이가 들수록 항산화 기능이 줄어드는 만큼, 활성산소를 유발하는 것을 피해야 한다. 한편으로는 항산화 기능을 높여 줄 수 있는 방법이 없나 찾아보아야 한다.

적당한 운동은 우리의 정신적으로나 신체적으로 도움이 된다. 그러나, 적당량을 넘어서는 과도한 운동은 활성산소를 급격히 증가시키게 된다.

평소 운동을 전혀 안 하던 사람이 큰 마음 먹고 갑자기 과격한 운동을 하면 근육 등에도 무리가 오겠지만 활성산소 측면에서도 안 좋은 것이다. 서서히 운동량을 늘려나가야 하는 이유이다. 운동은 일반적으로는 좋은 효과가 있지만 갑자기 지나치게 과하게 하게 되면 오히려 역효과가 발생한다. 운동을 직업으로 하는 프로선수가 일반인보다 수명이 짧다는 연구 결과도 있으니 참고하시기 바란다.

한편, 스트레스를 받고 싶어 받는 사람은 없겠지만, 자신만의 관리법은 필요하다. 스트레스를 지속적으로 받으면 활성산소가 급증하기 때문이다.

자외선 노출은 그야말로 피부를 직접적으로 산화시켜서 피부 노화와 탈모의 매우 직접적인 원인이자 피부 노화의 가장 큰 주범 중의 하나이다. 자외선에 장시간 노출되면 진피와 표피가 붕괴되면서 아주 깊은 주름이 생기게 된다. 잡티, 노인성 반점이라고 불리는 검버섯, 일광 흑자 같은 현상도 발생한다.

특히, 탈모 환자가 미녹시딜을 두피에 사용하는 경우에는 특히 자외선에 노출되는 것을 피해야 한다. 두피 상태를 악화시킬 가능성이 크기 때문이다. 미녹시딜뿐만 아니라 살리실릭산 또는 레티노이드 같은 각질 제거제나 여타의 화학 성분을 두피에 바른 상태에서 자외선에 노출된 경우에는 '광과민성 증상'이 나타날 수 있으므로, 이때에도 자외선에 노출되지 않도록 특히 조심하여야 한다.

그리고, 세제, 샴푸 등은 우리에게 필요하고 유익하지만 노출 시간을 최소화하는 것이 좋다. 유익성과 부작용의 균형을 위해서 하는 말이다. 청결과 위생을 위해서 사용하되 최소화하라는 것이다. 세제를 사용하여 그렇게 자주 그리고 오래 씻을 필요가 없는 것이다. 과로,

과식과 술, 담배 등도 활성산소의 한 원인이다.

우리 신체는 시간이 지나면서 외부적으로도 그렇고, 내부적으로도 불가피하게 '산화 과정'을 겪게 된다.

외부적으로는 자외선 등으로 피부가 산화되고, 우리 신체 내에서는 에너지 생산을 위한 산화와 환원 과정에서 '활성산소'들이 생산되고, '산화적 스트레스'를 겪는다. 점점 산화되어 간다는 것은 신체 기능이 떨어진다는 것이고 노화되어 간다는 말과 같다.

다음으로 항산화 기능을 높이는 방법은 무엇일까 생각해 본다.

첫째는 규칙적이고 적당한 운동을 하는 것이다. 둘째는 항산화 영양제라고도 할 수 있는 '비타민A'와 '비타민C'와 토코페롤이라고도 불리는 '비타민E'를 많이 섭취하는 것이다.

비타민은 우리 체내에서 만들어 내지 못한다. 개, 고양이 등 대부분의 동물들은 체내에서 합성할 수 있지만, 인간은 비타민을 합성하는데 중요한 효소 하나가 없어서 체내에서 만들지 못한다고 한다. 외부음식으로 조달해야만 한다. 그런데 주의해야 할 것이 있다. 비타민이라고 똑같은 성질을 갖고 있는 것은 아니기 때문이다.

'수용성' 비타민은 물에 잘 녹아 우리가 좀 과하게 먹어도 몸 밖으로 배출이 잘 된다. 그러나, '지용성' 비타민은 과하게 먹으면 몸에 축적이 되어 반드시 문제를 일으킨다.

비타민의 여러 종류 중에서 비타민B와 비타민C만 수용성이고, 나머지 알파벳이 붙는 것은 지용성이다.

지용성 비타민은 과하게 먹으면 안 되는 것이다. 한편 수용성 비타민은 좀 과하게 먹어도 몸 밖으로 배출이 잘 되지만, 그만큼 계속해서 보충해 주어야 한다는 어려움이 있다.

결국, 항산화 기능을 높이기 위해서는 수용성인 비타민C와 지용성인 비타민A와 E를 섭취하되, 비타민A와 E는 과도하게 섭취하지 않도록 주의해야 한다.

비타민C는 녹황색 채소류와 과일에 풍부하게 들어 있고, 미백 기능이 뛰어나서 비타민C 유도체는 각종 화장품에 미백제로 활용되기도 한다. 한편, 피부 및 두피 조직에 필수적인 콜라겐 합성을 촉진하는 기능을 한다.

비타민E는 토코페롤이라고 불리기도 한다. 견과류와 해바라기씨, 우엉 등에 많이 포함되어 있다. 세포막 부근의 활성산소를 제거하는 '항산화 기능'을 한다. 세포막은 지방으로 되어 있어서 활성산소에 의해 쉽게 산화되는 약점을 가지고 있는데 토코페롤이 이를 막아주는 것이다.

식물의 치유 효능은 식물 속에 들어 있는 '폴리페놀'과 '플라보노이드'라는 성분 때문이다. 폴리페놀과 플라보노이드는 항산화 효능이 있는 화합물이다. 폴리페놀이 요즘 인기이다. 폴리페놀 와인, 폴리페놀 초콜릿 등도 등장했다. 제철 식물을 많이 섭취하는 것이 좋다.

그리고, 강한 항산화 기능을 하는 것은 식물들에 들어 있는 카테킨 (Catechin)이다. 녹차에 들어 있는 EGCG라는 카테킨은 비타민C, E보다 훨씬 강력한 항산화 기능을 한다. 갈근에 함유된 카테킨도 비타민보다 항산화 효과가 400배 강한 성분으로 활성산소를 억제한다고 한다. 안토시아니딘이라는 성분도 비타민C보다 2.5배 강한 항산화 기능을 한다.

위와 같이 식물에는 항산화 성분이 풍부하게 들어 있다. 만병의 원인이자 탈모의 원인이기도 하는 활성산소의 역할을 억제하는 항산화 기능을 높이기 위해서라도 동물성보다는 식물성 음식을 많이 먹는 것이 좋을 듯하다.

여타 탈모 원인과 유형들

여성의 경우 출산 후 몇 개월이 지나면서 탈모 현상이 일어날 수 있다. 이를 '출산 후 탈모'라고도 한다. 이는 출산으로 인한 여성 호르몬 에스트로겐이 감소했기 때문이다. 대부분 이 시기를 지나면 저절로 복구가 되므로 크게 신경 쓸 필요는 없다.

또한, 여성들의 경우 머리를 꽉 동여매는 경우가 있다. 잠시 동안 하는 경우는 탈모에 전혀 영향을 주지 않겠지만, 직업 등에 의하여 장시간 지속하는 경우에는 두피에 안 좋은 영향을 주어 머리카락이 빠질 수 있다.

예컨대, 비행기 여승무원과 같이 머리를 단정하게 묶고 장시간 근무를 해야 하는 경우이다. 이를 '견인성 탈모'라고 한다. 이와 같이 장시간 머리를 묶어야 하는 상황이라면 좀 느슨하게 묶는 것이 좋을 것이다.

'신생아 탈모'라는 것도 있다. 아이가 엄마의 배 속에 있다 태어나서 돌쯤 되었을 무렵에 머리카락이 많이 빠진다. 이는 신생아 특유의 자연스러운 생리 현상으로 새로운 머리카락이 나오기 위한 과정이다.

이렇듯 여러 원인을 알고 있어야 탈모를 예방하고 대처할 수 있을 뿐만 아니라, 하지 않아도 될 걱정은 안 하게 된다.

식약처가 탈모치료에 도움이 되는 것으로 '고시한 성분'들을 소개한다.

※ 덱스판테놀[Dexpanthenol]
'D판테놀'이라고 부르며 비타민B5 판토테산의 합성 유도체다. 판토텐산은 머리카락과 피부 생성을 돕는 물질로 피부 건강에 매우 중요한 비타민 복합체다.

덱스판테놀은 강력한 보습 성분으로, 피부에 바르면 판토텐산으로 변해 피부의 수분을 방어하는 보습 효과를 보인다.

국산 미녹시딜 제품에는 대부분 덱스판테놀이 100ml당 1ml가 들어가 있다.

※ 비오틴[Biotin]

비오틴은 손톱, 발톱 등을 구성하는 물질로 비타민B7라고도 하는 수용성 비타민이다. 3대 필수 영양소인 탄수화물, 단백질, 지방의 대사 작용의 조효소로서 작용하여 신체 활동을 위한 에너지 생성에 중요한 역할을 한다.

모발은 89~90% Keratin이라는 단백질로 구성되어 있고, Collagen은 모낭의 주성분으로 부족하면 모낭을 지탱하는 힘이 부족하여 모발이 빠진다. 비오틴은 케라틴 결합을 촉진하고 콜라겐 합성에 결정적 역할을 함으로써 탈모 예방에 도움이 되는 것이다.

※ 엘-멘톨[L-menthol]

레보멘톨(Levomenthol)이라고도 불리고 완전히 레보멘톨로만 구성된 성분이다. 레보 형태의 이성질체이다. 이는 모르테르펜계 알코올인 멘톨과는 모양이 상이하다.

신혈관 생성(Angiogenesis)을 유도하여 탈모 작용을 완화한다. 신혈관 생성이 자극된 국소 부위에 영양분 공급과 함께 항염, 항균 작용 등 독소를 제거하여 모발 생성 주기가 빨라지고 모발의 두께가 증가한다.

※ 나이아신아마이드[Niacinamide]

비타민B3의 일종으로 미백 효과가 뛰어나다. 피부 톤 개선, 트러블 발생 억제, 피부 장벽 개선의 효과를 나타낸다.

멜라닌이 피부 표면으로 이동하는 경로를 차단해 주기 때문에 이제 막 흉터나 기미 트러블 자국이 생기려고 하는 부위 또는 자외선에 강하게 노출된 부위 등에 발라 주면 진한 자국이 되지 않도록 막아 준다.

※ 식약처 '고시 성분'은 이외에도 주로 각질 제거 기능을 하는 '살리실릭 애씨드'와 '징크피리치온액'이 있으나 생략한다.

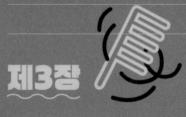

제3장

현재의 치료 방법은
어떤 것이 있고
한계는 무엇인가

기존 탈모 치료제는 무엇이 있나

앞서 언급한 바와 같이, 현재 탈모 치료 효과를 인정받아 미국 FDA 의 승인을 받은 것은 미녹시딜과 피나스테리드 두 가지뿐이다. 그리고 2022년 6월에는 성인 중증 원형 탈모 치료를 위해 올루미언트 (Olumiant)가 FDA 승인을 받았다. 2023년 6월에는 화이자가 원형 탈모 치료제인 리트풀로(Litfulo)를 미국 FDA로부터 승인을 받았다.

그리고 한국과 일본에서만 승인되어 사용되고 있는 탈모 치료제가 '두타스테리드'이다.

현재 탈모 치료제로 사용되고 있는 이들 화학약품은 한결같이 당초 탈모 치료용으로 개발된 약이 아니다. 앞서 언급한 바와 같이 미녹시 딜은 고혈압 치료제로, 피나스테리드와 두타스테리드는 양성 전립선 비대증(Benign Prostate Hyperplasia, BPH) 치료제로 처방되던 것으로, 현재 탈모 치료용으로 '차용'하고 있을 뿐이다. 원형 탈모 치료제로 승인된 치료제도 당초 류마티스 관절염 치료제로 처방되던 것을 '차용'하고 있는 것이다.

그만큼 현재 탈모 치료용으로 사용되고 있는 치료제들은 효과가 제한적이고 일시적인 등 한계가 있을 뿐만 아니라 상당한 부작용 (adverse side effects)과 안정성(Safety)에 문제가 있다는 사실이 널리 알려져 있다.

미녹시딜은 가려움증과 비듬, 피부 벗겨짐, 피부염 등의 부작용이 수반될 수 있다.

피나스테리드와 두타스테리드는 기형아 출산 등의 우려로 여성에게는 처방되지 않는다. 또한, 피나스테리드는 남성의 경우 성욕 감퇴, 발기 부전과 우울증으로 인한 자살 충동 등 부작용이 보고되고 있다. 또한 두타스테리드는 피나스테리드의 부작용에 더하여 유방유연증, 유방확대증의 부작용이 보고되어 있다.

이들은 6개월 이상 장기 사용해야 효과가 나타나기 시작하는데, 사용 후 1년 뒤부터는 약효가 떨어질 뿐만 아니라 '혈소판 응고 현상(plateau)'까지 나타난다고 한다.

또한, 사용을 중단하면 탈모가 다시 진행된다는 것이다. 즉, 일단 사용하면 장기 사용도 어렵고 끊기도 어려운 딜레마에 빠질 수 있다. 즉, 지속 가능한 방법(Sustainability)이라고 보기 어렵다.

물론 모낭 이식 시술이나 모낭 주사 등의 여타 치료 방법이 있기는 하다.

결론적으로 말하면, 탈모 치료를 고유한 목적으로 한 지속 가능하면서도 효과적인 치료제는 아직 개발되지 못하고 있는 실정인 것이다.

먹는 약인 피나스테리드와 바르는 약인 미녹시딜을 함께 사용할 수 있나?

  현재 여성은 미녹시딜만 사용할 수 있다. 반면 남성의 경우에는 미녹시딜뿐만 아니라 피나스테리드나 두타스테리드도 사용할 수 있다. 다만, 가임기를 지난 여성에게는 피나스테리드나 두타스테리드를 처방하는 경우도 있다고 한다.

  일반적으로 먹는 약인 피나스테리드가 바르는 약 미녹시딜보다 더 효과가 좋은 것으로 알려져 있고, 두타스테리드는 피나스테리드보다 훨씬 강한 성분의 약인 만큼 효과도 크고 부작용도 그만큼 더 크다.

  이 화학약품들은 상대적으로 정수리 등 머리 윗부분에는 효과가 좋으나 이마 부위에는 효과가 적은 것으로 알려져 있다. 그 이유는 정확하게 밝혀져 있지 않다.

  또한, 탈모의 경과가 너무 오래됐거나 너무 심한 경우에는 효과가 많이 떨어지고, 지나치게 나이가 어리거나 나이가 많은 사람들도 효과가 떨어진다.

  어느 질병이든지 치료제의 효과가 개인에 따라 편차가 많이 나듯이 탈모의 경우도 예외는 아니고, 오히려 개인적 편차가 더 크게 나타나는 듯하다.

남성의 경우 먹는 약 피나스테리드와 바르는 약 미녹시딜을 동시에 사용하는 것은 가능한 것인지 의문이 들 수 있다.

이에 대한 답은 "가능하다"는 것이다. 두 개의 약을 병용해서 사용할 경우에는 효과가 훨씬 더 뚜렷하게 나타난다고 한다.

안타깝게도 가임기 여성 탈모인들은 선택의 여지가 없이 미녹시딜뿐이다.

카페인은 피부뿐만 아니라 탈모에도 도움이 된다

카페인은 잘 알려진 바와 같이, 커피, 녹차, 흑차, 초콜릿 등에 많이 포함되어 있다. 졸음과 피로를 줄여 주는 '각성제'로 잘 알려진 물질이다.

카페인은 단순한 기호 식품의 기능뿐만 아니라, 피부 개선을 위한 화장품(Cosmetics) 및 두통, 근육통, 항염 및 항산화 약(Medicine)으로 활용되고 있다.

카페인은 피부색을 밝게 해 주는 '미백 효과'가 있고, 주름을 줄여 주는 'Anti-aging 효과', 피부의 반점 등을 없애 주는 등 기본적으로 피부에 매우 좋은 성분이다.

이를 마시는 경우에는 암, 당뇨, 치매, 피부 질환, 간 질환 등 각종 질병의 예방 및 치료에 도움이 되는 것으로 밝혀져 있다.

커피에 대해 다소 부정적인 인식이 있는 것은 사실이나, 다른 성분들과 마찬가지로 과도한 경우에만 문제가 될 것이다. 과도한 양을 마시면 신경질, 분노, 우울감을 초래할 수 있다.

카페인은 개인별 편차가 매우 크다. 카페인을 조금만 섭취하여도 심한 부작용을 일으키는 경우도 있고, 하루에 여러 잔을 마셔도 전혀 지장이 없는 경우도 있다. 따라서, 일률적으로 하루 몇 잔이 적당하다고 단정하기는 어려울 것이다.

카페인은 미녹시딜과 같이 'Potassium Channel Opener로서 혈관 확장제'로 작용하여 혈액 흐름 및 영양 공급을 향상시키고, 각성제의 기능을 가능하게 하는 원리의 연장선에서 '세포의 에너지 대사를 활성화함으로써 세포의 성장과 증식에 도움'을 준다.

한 연구 결과에 따르면, 카페인이 포함된 로션은 탈모 치료에 있어서 미녹시딜의 효과에 결코 뒤지지 않는다고 한다(참고 문헌 32). 이러한 연구 결과 등을 반영하기라도 하듯이, 요즘, 샴푸, 화장품 등에 카페인을 함유한 제품이 많아지고 있다.

카페인과 관련하여 독일의 과학자들이 매우 흥미로운 연구 결과를 발표하였다. 남성의 피부 및 두피는 여성들보다 취약하다는 것이다.

그 이유는 남성 호르몬인 테스토스테론(Testosterone)이 천연 피부 장벽을 현저히 약화시켜 수분 증발을 유발할 뿐만 아니라, 손상된 피부의 회복도 매우 느리게 한다는 것이다.

그런데 이러한 남성 호르몬의 피부 및 두피에 대한 부정적 작용을 완화시키는 기능을 카페인이 갖고 있다고 한다. 아무튼, 독일 과학자들이 여성의 피부가 남성의 피부보다 강하다는 것과 카페인의 탈모 치료 효과를 입증한 것이다(참고 문헌 34).

참고로, 카페인을 지속적으로 섭취할 경우 앞서 언급한 바와 같이 지방과 몸무게가 감소할 뿐만 아니라, IGF-1(Insulin-like Growth Factor-1) 분비를 촉진한다. 동 성장인자는 모발을 잘 자라게 할 뿐만 아니라 당뇨병 치료에도 유효한 성분이다.

위와 같이 카페인은 피부뿐만 아니라 피부조직에 속하는 모낭과 모발 성장에도 좋은 영향을 미친다.

유럽 가이드라인에서도 "카페인은 (바를 경우) 남녀의 모낭에서 머리카락을 길게 한다."라고 언급되어 있다. 여러 연구 결과에서도 카페인은 모발 성장 및 모낭세포 활성화를 촉진한다는 점이 나타났다.

한편 카페인의 피부 접촉은 매우 안전(Very Safe)하다고 한다. 즉, 걱정하지 않고 탈모 부위나 얼굴에 발라도 된다.

따라서, 카페인(caffein)을 많이 함유하고 있으면서 세계적인 대표

기호음료인 커피와 녹차를 마셔야 한다는 고정관념에서 벗어나 피부나 두피에 발라도 보자. 다만, 설탕 등이 함유된 믹스 커피 형태는 안 될 것이다.

카페인은 바르는 약이나 화장품의 가장 큰 장애물인 '피부 흡수력'도 매우 좋다. 2분의 접촉으로도 피부 깊숙이 흡수되어 샴푸 후에도 48~72시간 동안 남아 있다고 한다.

참고로, 약을 먹거나 영양제를 먹을 때에는 카페인을 자제하거나 상당한 시간 간격을 두는 것이 좋다. 카페인은 워낙 대사작용(metabolism)이 좋은 특성이 있다 보니, 약이나 영양제를 카페인과 함께 섭취하게 되면, 인체의 대사기능이 약이나 영양제에는 별로 관심이 없고 카페인에만 집중되어, 약효와 영양제의 흡수율이 낮아지기 때문이다.

모든 약은 개발할 때, 3단계의 임상실험을 하게 된다. 임상실험 시 사용하는 것이 미지근한 물 약 300ml와 함께 먹는 경우만을 상정한다고 한다. 즉, 미지근한 물과 함께 먹는 것이 가장 좋은 것이다.

피나스테리드도 바르는 약으로 활용할 수 없나

미녹시딜과 피나스테리드가 탈모 치료제로 승인을 받아 지난 수십 년간 사용된 사실을 감안해 보면, 탈모 부위 두피가 튼튼한 머리카락을 생산해 내지 못하는 주요 원인은 혈액순환에 문제가 있고, DHT라는 강한 남성 호르몬의 영향으로 인하여 머리카락을 생산해 내는 모낭이 제대로 작동을 못 하게 한다는 점은 어느 정도 분명해진 것이다.

고혈압 치료제이자 혈관 확장제인 미녹시딜과 BPH 치료제이자 남성 호르몬 억제제인 피나스테리드 두 개의 약품만이 미국 FDA의 승인을 받아 현재 탈모 치료용으로 차용되고 있음은 앞서 언급한 바 있다.

미녹시딜이나 피나스테리드 두 개의 약품 모두 당초 용도에서는 '먹는약'이었다. 그런데, 현재 탈모 치료에서는 미녹시딜만 바르는 형태가 허용되고 있고, 피나스테리드는 바르는 형태가 허용되지 않고 있었다.

임상에 의한 입증 문제는 별개로 하면, 혈관 확장제를 피부에 발라 효과가 있다면, 호르몬 치료제도 바르는 경우에 효과가 있지 않을까 하는 의문이 당연히 들 것이다.

이러한 생각을 할 필요가 있는 것은 먹는 형태의 피나스테리드는 기형아 출산 부작용 등의 우려로 여성들은 사용할 수가 없고, 남성들도 성기능 장애 등 수반되는 부작용이 있기 때문이다.

만약 바르는 형태가 가능하다면, 여성들도 사용할 여지가 커지고, 남성들도 부작용에 대한 걱정을 줄일 수 있을 것이다.

그래서 혹시 이를 연구한 외국의 연구 논문들이 있나 찾아보니 있다. 많은 연구 결과는 피나스테리드를 탈모 부위에 바르는 경우 효과는 먹는 형태와 비슷하다고 한다. 하지만 부작용은 거의 없다고 한다.

 이런 연구 결과까지 있는데 왜 바르는 형태로는 허가가 되고 있지 않은지 더욱 의문이 생겼다.

 현재 탈모 치료제 기근 상황이다. 남성은 미녹시딜뿐만 아니라 피나스테리드, 두 가지라도 선택할 수 있다. 그러나 여성의 경우에는 유일한 치료제가 미녹시딜뿐이다.

 탈모로 인한 고통은 여러 사회적 요인 등으로 여성이 훨씬 크다고 생각될 여지가 있다. 여성 탈모인들의 선택 범위를 조금이나마 넓히는 의미에서라도 기존 치료제의 적용 범위나마 넓히려는 노력이 필요해 보인다.

 이러한 의문을 갖고 있던 중에 최근에 바르는 피나스테리드가 승인되어 시중에 유통되고 있다. 보령제약의 '핀쥬베 스프레이'가 그것이다. 세계적 제약회사인 Almirall에서 개발한 것을 보령제약이 한국에서 판권 계약을 한 것이다.

 탈모 치료용으로 먹는 형태의 피나스테리드가 미국 FDA의 승인을 받은 것이 1997년이다. 먹는 형태에서 바르는 형태의 승인을 받는데 30년 가까운 시간이 소요된 것이다. 그동안 바르는 형태의 피나스테리드에 관한 연구 결과들이 상당수 있었음에도 이렇게 많은 시간이 걸렸다는 점이 놀라울 뿐이다.

그만큼 화학약품의 용량과 적용 방법을 변경하여 승인받으려면 엄청난 시간과 돈을 들여 수많은 임상 등을 통하여 효과성과 안정성을 입증하여야만 한다는 뜻이다.

현재 탈모 치료·예방 목적으로 의료당국 등의 허가를 받아 사용하는 것은 '치료제'와 '기능성 화장품'[6] 두 가지가 있다.

치료제로 개발하는 것은 그만큼 엄청난 비용과 리스크가 따르는 것이다. 탈모 관련 치료제로 승인되어 사용되는 약의 수가 그만큼 적은 이유이기도 하다. 따라서, 시중에 유통되고 있는 탈모 관련 제품의 대부분은 '기능성 화장품' 형태이다.

여기서 생각해 볼 수 있는 것이 '치료제'의 형태가 '기능성 화장품'의 형태보다 반드시 효과성 및 안정성 측면에서 우수한 것일까 하는 의문이다.

꼭 그렇지는 않을 것이다. 치료제는 표준화와 임상실험이라는 엄격한 과정을 통과하여야 한다. 그러나, 약효식물과 같이 여러 성분이 상호작용하여 시너지 효과를 나타내는 경우에는 오히려 치료제의 형태보다는 기능성 화장품으로 만드는 것이 훨씬 효과적이고 안전한 방법일 수 있기 때문이다.

---

6) 탈모 증상의 완화에 도움을 주는 화장품. 다만, 코팅 등 물리적으로 모발을 굵게 보이게 하는 제품은 제외한다. 화장품법 시행규칙 제2조

천연 피나스트리드에
해당하는 톱야자(saw palmetto)

양성 전립선 비대증(BPH)에 대한 치료 효과 등으로 톱야자의 명성은 이미 국내에도 상당히 알려져 있는 상태이다.

톱야자는 북아메리카가 근원이고 미국의 남동해안(플로리다)에 따라 분포되어 있어, 오래전부터 아메리카 원주민들이 여러 치료 용도로 사용하였다고 한다.

남성들은 비뇨 생식기 계통의 치료 효과를 정력제로 인식하기도 하였고, 여성들은 유방이 커지거나 산모의 젖이 많이 나오게 하는 용도로도 사용하였다. 현대 과학으로 검증해 보면 일부는 맞고, 다른 일부는 정확히 맞는 것은 아니다.

이 식물이 진가를 발휘하기 시작한 것은 유럽 등 여러 지역에서 BPH의 처방용으로 널리 사용하면서부터이다. 천연 식물 톱야자와 화학약품인 피나스테리드의 작용 기제가 기본적으로 동일하다는 것이 과학적으로 입증되었기 때문이다.

현재는 안드로겐형 탈모에 대해서도 신비로운 치료제로 유명세를 얻고 있다고 한다(참고 문헌 20).

남성용 탈모 치료제로 미국 FDA의 승인을 받은 피나스테리드도 처음에는 BPH를 치료하기 위해 사용하다가 나중에 탈모 치료제로 차용되었다는 점을 감안하면, 충분히 납득이 가는 일이다.

안드로겐형 탈모와 BPH는 호르몬 경로가 매우 유사한 과정을 통해 발병하기 때문에 상관관계가 매우 높다는 것이 과학적으로 밝혀져 있다. 따라서, BPH에 유효한 성분은 안드로겐형 탈모 치료에도 도움이 되는 것이다.

흥미로운 사실 하나는 안드로겐형 탈모와 BPH 모두 염증 현상과 밀접한 관련이 있다는 사실이다. 일반적인 형태의 눈에 보이는 염증이 아닌 아주 미세한 형태의 염증들인 것이다. 이는 이들 질병을 관리, 치료하는 데 시사하는 바가 크다.

이러한 인식을 바탕으로 톱야자의 탈모 치료 효과를 임상적으로 시험한 의미 있는 연구(참고 문헌 9)가 있다. 그 결과 탈모의 원인인 5AR 효소를 억제하는 효과가 피나스테리드(5mg/day)보다도 무려 3배나 높게 나타났다고 한다.

즉, 톱야자의 탈모 치료 효과를 과학적으로 검증한 결과 기존의 대표적인 치료제보다도 오히려 효과가 좋았다는 것이고, 기존의 피나스테리드 복용 시 수반되는 성 기능 등의 부작용은 발견되지 않았다.

인간이 과학을 발전시켜 많은 유익한 것을 만들어 내고 있지만, 자연이 우리에게 주는 선물을 쫓아가지 못하는 경우도 많은 것 같다. 따라서, 우리는 자연이 준 선물들의 진가를 잘 살펴보고 이를 활용할 필요가 있다.

아무튼, 이 열매의 지방 용해성 추출물 페르믹손은 주로 지방산, 리피톨 및 식물 Sterol로 안드로겐형 탈모와 BPH의 공통적 원인인 5AR 효소를 효과적으로 억제하고, 평활근 경련을 완화하고, 각종 염증도 억제하는 효과가 있는 것으로 밝혀졌다.

톱야자에는 Oleic, Lauric, Myristic and Linoleic Acids와 같은 지방산들과 Phytosteroles와 Polysaccharides가 풍부하게 포함되어 있다. 이것이 탈모와 BHP를 야기하는 주범인 5알파 환원 효소를 억제한다.

위에서 여러 알기 어려운 성분을 나열하면서 어렵게 설명된 것을 알기 쉽게 나름 다시 표현해 보면, 톱야자에 포함되어 있는 잘 알기 어려운 여러 유효한 성분이 복합적으로 작용해 안드로겐형 탈모와 BPH 모두에 매우 좋은 효과를 보이고 있는 것까지는 밝혀냈는데, 어떤 성분으로 인한 것인지는 정확히 모르겠다는 것이다.

톱야자의 종류는 매우 많은데, 그중 난쟁이(Dwarf) 톱야자가 가장 약효가 좋은 것으로 알려져 있다.

앞서 언급한 바와 같이 그동안 여성 탈모인들은 호르몬 치료제인 피나스테리드는 기형아 출산 우려로 처방을 받지 못하고, 혈관 확장제인 미녹시딜만 탈모 치료용으로 사용할 수 있었다.

호르몬으로 인한 탈모는 남성이나 여성이나 매한가지로 영향을 받는 상황에서 여성의 치료 기회가 그만큼 적었던 것이다.

그러나 톱야자는 이러한 부작용에 대한 우려 없이 여성 탈모 치료를 위해서도 활용될 수 있을 것이다. 그동안 여성들도 소변 등과 관련하여 큰 부작용 없이 널리 활용해 왔기 때문이다.

화학약품인 피나스테리드는 여성이 복용하면 부작용이 나타나는 반면 천연 식물인 톱야자는 왜 부작용이 나타나지 않는지 논리적으로 설명하기는 어렵다.

식물에는 여러 성분이 복합적으로 존재하고 있기 때문이 아닐까 추론만 해 본다. 또한, "자연이 지혜를 타고 태어나서 해를 미치지 않는다."라는 의학의 아버지로 추앙을 받고 있는 히포크라테스의 말을 인용해 볼 뿐이다.

히포크라테스가 언급되었으니 '의료윤리(medical ethics)'를 한번 생각해 보고자 한다. 탈모 분야에서 좀 문제가 심각하다고 생각되기 때문이다.

전 세계의 의과대 학생은 졸업할 때 '히포크라테스 선서'라는 것을 한다. 의료윤리를 담은 내용을 잘 함축하고 있기 때문이다.

그런데 실제 의료 현장에서는 이러한 윤리 의식을 망각하고, 오로지 자신이 배운 의술을 돈벌이의 수단으로만 생각하는 의사들도 있음을 부인할 수 없다.

본인 자신도 확신할 수 없는 방법이나 제품들을 과장 선전하며 탈모로 고통받는 사람들의 심리를 교묘히 악용하여 터무니없이 비싼 가격으로 바가지를 씌우는 것이다. 물론 훌륭한 의사분이 더 많고 일부라고 생각한다.

다른 사람의 고통과 질병을 돈벌이의 수단이나 오직 자기 안위의 수단으로만 생각해서는 안 될 것이다. 의료인도 현실 속에서의 생활인임은 부인할 수 없다. 그러나 최소한의 직업윤리는 갖추어야 할 것이다.

※ 히포크라테스 선서

의학의 아버지 히포크라테스에 의해 기원전 5~4세기에 쓰였고, 의학 윤리를 함축하고 있다.

"나는 의술을 주관하는 아폴론과 아스클레피오스와 히기에이아와 파나케이아를 포함하여 모든 신 앞에서, 내 능력과 판단에 따라 이 선서와 그에 따른 조항을 지키겠다고 맹세한다. 나에게 의술을 가르쳐 주신 분을 나의 부모와 다를 바 없이 소중하게 섬기고, 내가 소유한 모든 물질을 그분과 공유하면서 그분이 궁핍할 때는 그분을 도와주고, 그분의 자손을 나의 형제와 같이 여기고, 그들이 의술을 배우고 싶어 하면 보수나 조건 없이 그들에게 의술을 가르치고, 내 아들과 내 스승의 아들과 의술의 원칙을 따르겠다고 선서한 제자들에게만 교훈과 강의를 포함하여 모든 방식의 교수법으로 의술에 관한 지식을 전달할 따름이고, 그 밖의 사람들에게는 전달하지 않겠다.

내 능력과 판단에 따라, 나는 환자에게 도움이 된다고 생각한 처방을 따를 뿐 환자에게 해를 끼칠 수 있는 처방은 절대로 따르지 않겠다. 나는 어떤 요청을 받더라도 치명적인 의약품을 아무에게도 투여하지 않을 뿐만 아니라, 그렇게 하도록 권고하지도 않겠다. 또한 마찬가지로 나는 어떤 여성에게도 낙태시킬 수 있는 질 좌약을 주지 않겠다. 나는 내 일생 동안 나의 의술을 순수하고 경건하게 펼쳐 나가겠다.

내가 어떤 집을 방문하든지 오로지 환자를 돕는 일에만 힘쓸 따름이고, 고의로 어떤 형태의 비행을 일삼거나 피해를 끼치는 일은 절대로 저지르지 않겠으며, 특히 노예든 자유민이든 신분을 가리지 않을 뿐만 아니라 남자이든 여자이든 성별을 구분하지 않고, 모든 환자의 신체를 능욕하는 일이 없도록 하겠다. 나의 직무 수행과 관련된 일이든 전혀 관련이 없는 일이든 관계없이, 내가 보거나 듣는 바 그 사실이 절대로 세상에 알려져서는 안 되는 경우에, 나는 일체의 비밀을 결코 누설하지 않겠다.

내가 이 선서를 절대로 어기지 않고 계속해서 지켜나간다면, 나는 내 일생 동안 나의 의술을 베풀면서 모든 사람으로부터 항상 존경을 받게 될 것이다. 하지만 만일 내가 이 선서를 어기고 약속을 저버린다면, 나의 운명은 그와 반대되는 방향으로 치닫게 될 것이다."

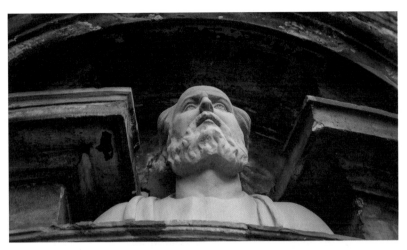

【그림】히포크라테스 2세(Ἱπποκράτης Β´; Hippocrates II)

아무튼, 톱야자의 권장량(Recommended Dose)은 먹는 기준으로 하루에 두 번, 각각 160mg씩 320mg이다. 구입해서 복용할 때 참고하기 바란다.

한편 피나스테리드는 그동안 먹는 약으로만 처방되다가 최근에야 바르는 형태가 승인되었다고 앞서 언급하였다.

그러면 톱야자를 탈모 부위에 바르면 어떨까? 효과가 있을 것이라고 생각되고 부작용 또한 없을 것이다. 먹는 식물을 바른다고 하여 어떠한 부작용은 없을 거라고 생각되기 때문이다. 식용 식물을 활용하는 것은 그만큼 안전하다.

남성들의 나이가 50세가 넘어가면 여러 가지 이상 증상이 조금씩 나타나는 경우가 많다. 그중 많은 남성을 괴롭히는 것이 탈모와 전립선 문제이다.

톱야자는 탈모뿐만 아니라 이러한 남성의 전립선과 관련된 질병에도 매우 효과적으로 작용하고 있다는 점이 밝혀졌고, 유럽 등에서는 널리 활용되고 있다. 믿을 수 있고 가장 유명한 브랜드는 Permixon 이라고 알고 있다. 해외 직구 등을 통해 구입할 수도 있을 것이다.

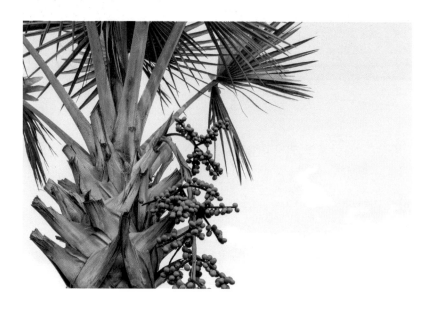

엑소좀 주사

엑소좀은 세포가 아니라 세포보다 1,000배 작은 미세 물질들이다. 어떠한 세포핵이나 DNA를 포함하고 있지 않은 일종의 '세포외 기질'에 있는 물질들로 세포들 사이의 신호나 의사소통의 역할을 한다.

성장인자를 통한 모낭세포 재생 촉진으로 두피 장벽 강화, 예민해진 두피 진정, 재생을 도와 두피와 모낭을 튼튼하게 만드는 데 도움이 된다고 알려져 있다.

탈모뿐만 아니라 다양한 영역에서 응용될 수 있는 잠재력이 우수한 방법이지만, 자신의 줄기세포나 배양액이 아닌 '타인의 배양액'이며 세포가 포함되어 있지 않다는 한계는 있다.

이 치료법은 '파라크린 효과'라는 개념이 그 중심에 있다.

※ 파라크린 효과(Paracrine Effect)

세포들은 서로 신호들을 주고받으면서 상호작용을 한다. 그리고 자신을 둘러싸고 있는 환경에 적응하기도 한다. 그 과정에서 기존의 탈모 부위에서 잠자고 있던 세포들이 다시 활성화될 수 있다.

DHT 면역성이 있는 부위에서 채취한 모낭의 미세인자들을 탈모 부위에 주입하였을 경우 이들이 직접적으로 탈모 치료 효과를 낼 수도 있고, '탈모 부위에서 잠자고 있던 기존 세포들을 활성화(reprogramming)'함으로써 간접적인 효과를 낼 수도 있다. 이를 파라크린 효과라고 한다.

즉, 우리의 인체에 있는 세포들은 독립적으로 활동하지 않고, 다른 세포들뿐만 아니라 주변을 이루는 비세포적인자(non-

---

cellular components)들로부터도 영향을 주고받는다는 사실에 주목할 필요가 있는 것이다.

PRP(혈소판 풍부 혈장-자가혈 치료술) 주사

자기 자신의 혈액에서 줄기세포를 분리하여 주입시키는 방식이라고 할 수 있다.

혈관에서 혈액을 뽑아 원심 분리기에 넣고 빠른 속도로 돌려 주면 성분이 다른 3개 층이 형성된다. 제일 윗부분은 맑은 색의 혈장들이 모이게 되고, 제일 아랫부분은 적혈구 등이 모이게 되는 반면, 중간층은 '혈소판(platelet)'들이 모이게 된다. 이 중 혈소판이 풍부한 중간 부분만 채취하여 주사하는 것이다.

혈소판(platelet)은 모유두의 활동을 활발하게 하고 모낭에 혈액 및 영양을 공급하는 혈관 흐름을 개선하는 효과가 있다고 알려져 있다.

자신의(autologous) 혈액을 이용한 방법이기 때문에 면역 거부 반응이나 감염에 대한 우려가 적은 편이지만, 동일 조직(homogeneous)에 해당하는 두피 조직이 아닌 혈액에서 추출하는 방식이기 때문에 모낭에서 직접 추출하는 방식에 비해서는 직접적인 효과를 기대하기 어렵다는 한계는 있다.

한편, PRP를 종전에는 '혈소판 풍부 혈장'이라고 했으나, 최근에는 '혈액줄기세포'라고 부르기도 한다.

몇몇 질병에서는 PRP를 주사하면 치료가 빨라지는 놀라운 효과가 나타난다고 한다. 그 이유는 주사 후 혈소판이 터지면서 나오는 **혈소판 유래 성장인자**(PDGP, Pletelet Derived Growth Factor) 효과이다.

혈소판은 핵이 없어서 분열 능력이 없는 세포다. 일정 시간이 지나면 수명을 다해 자연스럽게 소멸되므로 살아 있는 세포라고 보기 어렵다. PDGP도 단백질 구조의 죽은 물질이다.

치료 효과에 있어서 '살아 있는 세포'의 개수가 효과의 핵심을 결정하는 매우 중요한 지표이다. 그러나, 꼭 살아 있는 세포만이 치료 효과에 기여하는 것은 아니다. 최근 줄기세포 치료에서 줄기세포의 의미가 '살아 있는 줄기세포'뿐만 아니라 '줄기세포에서 나오는 모든 물질'로 확장된 이유이기도 하다.

이와 같이 자신의 신체 세포에서 유래한 물질은 비록 '죽은 물질이라고 하더라도' 부작용이 거의 없이, 당연히 살아 있는 세포만큼은 아니지만 상당한 치료 효과를 갖고 있다. 즉, 세포 성분은 핵, 세포 내 소체, 세포질, 세포막 분해 산물 등 셀 수 없이 많은 구성 물질들로 구성되어 있다. 이들은 모두 죽은 물질이지만 생명체의 일부로서 다양한 치료 기능을 하는 것이다.

실험결과 등에서도 살아 있는 세포뿐만 아니라, 죽은 세포, 세포 파괴 물질,

세포 분비물 모두 치료에 있어 중요한 역할을 한다고 보고되고 있다.

SVF(stromal-vascular-fraction, 지방 줄기세포) 주사

성형 목적의 지방 흡입 과정이나 배나 엉덩이 부위에 풍부하게 존재하는 지방을 채취하여 콜라게나아제 등 처리를 하게 되면, 지방줄기세포 외에도 섬유모세포, 면역세포, 전구세포, 미세혈관세포까지 다양하게 존재하므로 이를 기질 혈관 분획(SVF)이라고 한다.

지방 조직에서 얻어질 수 있는 지방줄기세포의 양은 100ml당 약 2천만 개에서 약 4천만 개이며 90% 이상의 생존율을 보인다고 한다.

이렇게 지방에서 추출한 줄기세포는 모유두세포와 유사한 성질을 갖는 것으로 알려졌고 이를 탈모 부위에 주사 시술하는 것이다.

그러나 이러한 방식도 PRP 방식과 마찬가지로 모낭에서 직접 추출하는 것이 아닌 다른 조직에서 추출하는 방식이라는 한계가 있다.

※ 메조테라피(Mesotherapy)

탈모 등 피부 질환이나 미용의 목적으로 약물을 직접 진피

(Dermis)에 주입하는 시술 방법이다.

위에서 언급한 엑소좀 주사, PRP 주사, SVF 주사 등이 메조테라피의 일종이고, 후술하게 될 리제네라 액티바 AMT 방식도 이에 해당한다.

모낭이 자리 잡은 진피(Dermis)에 모낭에 유익한 물질을 주사기 등을 이용하여 직접 주입하는 방식이므로, 피부 흡수 등의 장애가 없어 상대적으로 효과적인 방법이 될 것이다.

리제네라 액티바 AMT

리제네라 액티바 AMT는 '펀치 생검(punch biopsy) 방식'으로 두피조직을 직접 채취하여 이를 주사액으로 만들어 탈모 부위에 주입함으로써 탈모를 치료하는 것이다.

리제네라 액티바는 스페인에 본사를 둔 리제네라 기업이 특허를 받은 시술 방법이다. 수년 전부터 국내에도 도입되어 시술되고 있다.

AMT(Autologous Micrografting Technology)는 '자기 조직을 이용한 미세 이식술'이라는 뜻으로, 이 방식은 환자의 귀 아래쪽이나 머리 뒤쪽 등 소위 DHT에 면역력이 있는 부위를 각각 2.5㎜의 작은 구

멍 3~4개 정도 펀칭하여 조직을 추출한 후, 리제네라 키트에 넣고 1
분 정도 돌려 세포들을 분리해 식염수와 섞은 뒤 시술이 필요한 탈모
부위에 주사하는 방식이다.

Skin biopsy

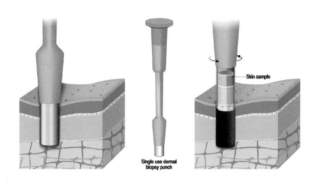

그러나 리제네라 방식은 추출한 두피 조직을 아주 미세한 칼들
(Blades)로 이루진 키트에서 잘게 부수는 방식으로, 이와 같이 기계
적인 힘인 칼로 조직을 갈아 버릴 경우에는 줄기세포 등 채취한 조직
에 있던 모든 세포에 필연적으로 큰 손상을 가할 수밖에 없다.

참고로, 계대 세포 배양의 경우에는 세포들이 다치지 않게 하기 위
해 매우 조심해야 하므로 물리적인 힘은 거의 가하지 않는다. 그만큼
세포들은 물리적인 힘에 의해 손상될 가능성이 크다는 것이다.

그럼에도 불구하고 리제리나 방식으로도 구체적인 임상 결과 상당
한 효과가 있다는 것이 입증되었다고 한다.

즉, 38세에서 61세의 안드로겐형 탈모 환자 11명을 대상으로 리제네라 방식에 의한 구체적인 임상실험을 한 결과, 최종 시술 후 23주가 지난 후에 모발의 밀도(hair density)가 29% ± 5% 증가하였다는 것이다.

위 효과결과를 보면, 리제네라 방식이 기계적인 힘과 미세한 칼날들을 이용하므로, 채취한 조직안에 있는 세포들을 살리는 방식은 비록 아니지만, 앞서 PRP 치료에서 언급한 바와 같이 자신의 신체(autologeous)이면서 동일조직(homogeneous)에서 채취한 미세인자들은 유용한 치료기능을 하는 것이다.

이 치료술이 우리나라에 도입된 이후 '줄기세포 치료술'이라고 일부 의원이 선전하는 것을 많이 본다. 그러나 내용을 보면 줄기세포를 살리는 방향의 과정이 아닌, 자가 미세인자를 활용하는 것이므로 엄격히 말해 줄기세포 치료술이라고 보기는 어렵다고 생각된다.

참고로, 리제네라 본사 홈페이지에서 이 치료술에 대한 자세한 설명자료를 아무리 읽어 보아도 줄기세포라는 용어는 단 한마디도 나오지 않는다.

저출력 레이저 치료술

레이저는 종전에는 탈모 치료용이 아니라 정반대로 털을 제거하는 제모용으로 사용해 왔던 것이다.

그런데, 오히려 반대로 레이저 치료 후에 털이 자라나는 경우를 발견하고 주파수를 모낭에서 털이 잘 자라나게 하는 최적으로 하여 탈모 치료용으로 활용되고 있는 치료 방식이다.

적외선 광선이 두피의 깊은 곳까지 침투하여 모낭을 자극하거나 모낭 주기의 변화를 조절하여 머리카락이 다시 자랄 수 있도록 자극한다는 것이다.

간편한 기구이므로 가정에서도 비교적 저렴한 가격에 구입하여 활용할 수 있다는 장점이 있다. 그러나 얼마나 효과가 있는지는 확인할 방법이 없다.

모낭(모발) 이식 시술(Transplantation)

지금까지 위에서 언급한 치료술은 효과가 일시적이고 매우 제한적인 문제점이 있다. 그래서 등장한 것이 모낭(모발)을 이식하는 방법이다. 후두부의 모낭을 채취한 후 탈모 부위에 옮겨 심는 것이다.

보통 하나의 모낭에서 하나의 머리카락만 자라나는 게 아니라 2~3개의 머리카락이 나온다. 많은 경우에는 4~5개까지 머리카락이 자라기도 한다. 즉, 모낭마다 건강 상태가 다르다.

모낭 이식의 방법은 크게 두 가지이다. 일정 부위를 통째로 채취하는 '절개 방식'과 성장기에 있는 좋은 모낭을 하나씩 골라 뽑아 옮겨 심는 '비절개 방식'이 있다. 당연히 비절개 방식이 시간이 더 많이 들고 비용도 비싸다.

그런데 만약 모낭의 특이성이 없다면 모낭 이식 시술은 터무니없는 방식이다. 왜냐하면, 어떤 이유로 특정 부위 밭의 나무들이 다 죽었는데, 옆 밭의 나무를 그 특정 부위의 밭에 옮겨 심으면 어떻게 되겠는가? 특정 부위 밭의 나무가 죽는 원인인 토양의 오염 등이 치유되지 않았다면 당연히 다시 죽고 말 것이다.

그러나 모낭 이식 시술의 경우에는 그렇지 않다. 탈모 부위(밭)의 탈모 원인을 근본적으로 치유하지 않고, 옆에 있는 모낭(나무)을 심었음에도 불구하고 옮겨 심은 모낭(나무)은 죽지 않고 생명력을 유지한다. 이러한 독특한 특성이 있기 때문에 모낭 이식 시술이 가능한 것이다.

참고로, 모낭 이식 시술은 25세 이상에서 가능하다.

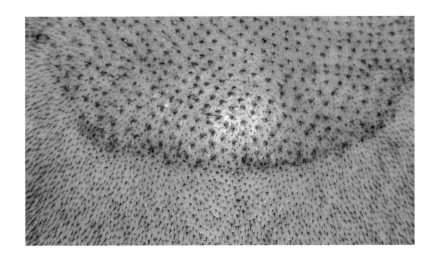

신체 부위 중 매우 독특한
특성이 있는 두피의 모낭들

　탈모 원인의 대부분은 유전인자 및 남성 호르몬과 관련된 '안드로겐형 탈모'이다. 남성 호르몬인 테스토스테론이 5AR 효소의 영향을 받으면 DHT로 변환하게 된다. 이 DHT가 탈모를 유발하는 원인을 제공하는 것이다.

　그런데, 탈모는 남자의 경우 정수리나 이마 부분부터 진행되고 대부분 머리 윗부분만 집중된다. 끝까지 탈모가 안 되는 부위가 있다. 바로 귀밑 부위와 머리 뒤 부위이다. 이를 영구 부위(Permanent Zone)라고 한다. 두피에 있는 10만 개의 모낭 중 1/4에 해당하는 약 2만 5천 개의 모낭이 여기에 해당한다. 개인마다 다 다르다. 탈모가 극단적으로 심한 사람은 영구 부위가 없을 수도 있다.

　그 이유는 귀밑 부위와 머리 뒤 부위는 DHT에 면역성이 있기 때문이다. 신체 기관 중 이와 같이 특정 부위는 면역성이 있고, 어떤 부위는 면역성이 없는 것은 매우 특이한 특징 중 하나이다. 이러한 특성이 있기 때문에 모낭 이식 시술이 효과가 있는 것이다.

　이와 같이 여러 가지 특성이 많은 신체 부위가 두피이고 머리카락이다. 이러한 특성 등으로 인해 연구하기가 어려운 듯하다.

　면역성 있는 모낭을 채취하여 탈모 부위에 이식하면 이식한 모낭은 탈모가 되지 않는다. 이러한 특성을 '**공여부 우성의 법칙**'이라고 한다.

이는 특정 부위 밭의 문제가 아니라 나무의 문제라는 추론이 가능하다. 특정 부위(영구 부위)에 있는 나무(모낭)는 면역성을 지니고 있어서 DHT의 공격을 받아도 끄떡없이 잘 자라난다는 것이다.

이와 관련하여 재미있는 사실이 있다. DHT의 영향력은 신체 부위에 따라 다르고 상반된 결과를 야기한다는 것이다.

즉, 남성 호르몬 안드로겐과 그보다 훨씬 강한 남성 호르몬인 DHT는 두피의 이마와 정수리 부위에서는 탈모를 야기한다. 반면, 턱부위에서는 수염을 자라나게 하는 기능을 한다. 즉, 털을 자라나게 하는 촉진제 역할을 한다는 것이다. 그래서 남성 호르몬이 적은 여성은 턱에 수염이 자라지 않는 것이다.

모낭 이식 시술의 한계와 문제점도 분명히 알자

모낭 이식은 모낭 자체를 뿌리째 옮기는 것이므로 모낭의 전체 수가 증가하는 것이 아니라는 근본적인 한계가 있다. 머리카락이 많은 부위에서 탈모 부위로 단순히 옮기는 것뿐이다.

이런 의미에서 '모낭 이식 시술'은 탈모를 치료한다기 보다는 두피의 독특한 특성을 이용한 '성형으로서의 성질'에 가깝다고 볼 수 있다.

그리고 모낭을 채취한 부위는 모낭 자체를 뽑아버렸으므로 더 이상 모발이 자라지 못하므로, 채취한 모낭만큼 큰 상처와 흉터가 남게 된다.

한편, 모낭 이식은 비용도 많이 들고 시술을 받는 사람 입장에서는 모낭을 수천 개 채취하는 과정에서의 삭발과 상처 및 이식한 모낭이 바로 생착하지 못하고 다시 빠지고 나서 생착하는 과정을 거치면서 약 6개월에 가까운 시간을 어색한 외관과 상처의 고통을 감수하여야 한다는 시술상의 많은 부담도 수반된다.

한편, 탈모 부위가 아무리 넓다고 하더라도 한 번에 채취 가능한 모낭의 수가 3,000~5,000개로 한정될 수밖에 없다. 그 주된 이유는 모낭을 채취한 이후에는 약 2시간이 지나면 모낭의 세포들이 활력을 잃기 시작하기 때문이다.

즉, 채취한 모낭을 2시간 이상 지나서 이식을 하게 되면, 죽은 세포나 활성도가 낮은 모낭을 심는 결과가 되어 모낭 이식의 효과가 떨어질 수밖에 없기 때문이다.

참고로, 체외로 추출한 세포는 보관 상태에 따라 생존 시간과 생존율이 차이가 난다. 만약 냉장 상태로 보관한다면 2시간 이상 생존할 수도 있다. 그래도 4시간을 넘기기는 어렵다.

한편, 냉동 상태로 보관을 할 경우 DMSO 같은 냉동보존제에 담겨 있어야 하며 세척 과정을 여러 번 시행해야 하므로, 냉동 세포는 5% 미만만 부활에 성공한다.

따라서 현재 기술로는 2시간 이내에 채취, 분리, 이식이 가능한 모낭 수가 3,000~5,000개 정도까지만 가능한 것이다.

또한, 후두부 모낭의 수가 한정되어 있을 뿐만 아니라 후두부에서 지나치게 많은 수의 모낭을 채취할 경우에는 상처 부위가 커지는 등 후두부에 심각한 타격을 줄 수 있기 때문에 여러 차례 계속 반복해서 모낭 이식 시술을 할 수는 없다.

모낭 이식 시술과 관련하여 흥미로운 일화가 있다. 유명한 축구 선수 루니도 탈모가 있어 모낭 이식 시술을 했다고 한다. 그런데, 시간이 한참 지난 뒤 모낭 이식을 한 부위는 탈모가 덜 된 반면, 모낭 이식을 하지 않은 부위는 탈모가 그대로 진행이 되어서 모낭 이식을 한 부분만 섬처럼 남게 되어 오히려 더 어색한 모습이 되었다는 것이다.

젊은 시기에 모낭을 이식하는 경우에는 언제쯤 모낭 이식을 할지, 어떤 부위에 어떤 방식으로 이식하는 것이 적절할지 결정할 때 이러한 사례도 고려하여야 할 것이다.

특히 젊은이들의 경우에는 모낭 이식 직후의 모습만 생각하기보다는 모낭 이식 가능 횟수 등을 감안하여 10년, 20년 이후의 장기적 관점에서 판단하여야 한다.

모낭을 그대로 옮겨 심어야만 머리카락이 자라나는가

모낭 이식과 관련하여 여기서 중요한 하나의 의문이 생긴다.

위의 모낭 이식 시술과 같이 반드시 모낭 자체(나무뿌리를 통째로)를 그대로 옮겨 심어야만 모발이 자라나는지, 모낭의 특성을 잘 연구하고 이에 맞게 잘 분리(나무뿌리를 잘게 잘라)하여 옮겨 심어도 모발이 자라나게 할 수 있는 방법은 없는지에 관한 것이다.

만약 위의 의문에 대해 부정적인 답변이 돌아온다면, 위에서 설명한 기존 치료법중 모낭 이식 시술을 제외한, 각종 주사 시술이나 화학약품을 통한 치료법 모두가 무용지물이라는 결론밖에 없을 것이다.

위에서 언급했던 리제네라 방식 등도 이러한 아이디어를 바탕으로 하고 있는 것이다. 다만, 어렵게 채취한 두피 조직을 물리적인 힘을 활용하여 믹서기에 넣고 미세한 칼들로 갈아 버림으로써, 그 안에 있는 줄기세포 등 유효한 인자들이 손상을 심하게 받으니 그만큼은 효과가 제한적일 것이라는 문제는 있다.

아무튼, 모낭에는 다른 신체 기관에서는 찾아보기 힘든 엄청 힘 있고 유능한 만능 세포 격인 줄기세포가 있다는 점을 강조하였다. 만약 이러한 방법중 매우 효과적인 방법을 찾아낸다면 모낭 이식 시술에 대한 매우 획기적인(groudbreaking) 대안이 될 것이다. 그리고, 탈모 치료의 새 기원을 여는 의미까지도 있을 것이다.

이러한 점에 착안하여 ㈜헤어폴리클바이오는 이러한 문제점을 극복하고 한 단계 Up-grade 하기 위하여, 두피에서 모낭을 채취하여 '배양(culture)' 과정을 거치지 않고 매우 조심스럽고 정밀하게 이를 '효소 분해'하여 줄기세포와 그 밖의 유효한 미세인자들을 최대한 살리는 방식으로 탈모 치료용 주사액을 만드는 특허를 출원하였다.

이미 기술한 '모낭 줄기세포(stem cell)'와 '모낭 이식 시술(trans plantation)', '파라크린 효과(paracrine effects)' 등과 연관된 핵심적 내용만을 소개한다.

모낭(hair follicle)은 포유류동물 피부의 피부부속기관(skin appendages)이다. 초창기 모낭 연구는 모낭줄기세포(stem cell)에만 주로 집중되었다. 그러나, 이후 모낭에 관한 생물학적 연구가 진전됨에 따라 보다 포괄적인 개념인 모낭 틈새(niche)로 연구의 중심이 옮겨갔다.

왜냐하면, 모발을 생성하기 위해서는 모낭줄기세포뿐만 아니라 그 주변의 미세환경(micro environment)을 구성하는 다양한 요소들과의 상호작용(interaction)도 매우 중요한 역할을 한다는 것이 밝혀졌기 때문이다.

모낭 틈새(niche)는 모낭줄기세포가 주로 분포되어 있다고 간주되는 벌지 구역(bulge region)으로 한정되지 않는 분자적(moecular),

기능적(functional)으로 여러 구역으로 구성된 조직(multi-compartmental organization)으로 정의될 수 있다.

탈모부위의 모낭들에서 다시 머리카락을 자라나게 하기 위해서는 모낭줄기세포를 포함한 다양한 세포들뿐만 아니라 비세포적인 요소 (non-cellular components)들도 필요하다.

즉, 모유두(dermal papilla. DP), 세포외조직(extracellular matrix), DP와 가장 가까운 모낭의 가장 밑부분에 자리를 잡고 있으면서 모발 재생 과정에서 가장 일찍 반응하는 Hair Germ(HG), TA(transient amplifing)세포, 머리카락의 색깔을 결정하는 색소세포(melanocyte), 각질세포(keratinocyte) 등 다양한 요소들이 요구되는 것이다.

특히, 모유두(dermal papilla)에서 나오는 Wnt, BMP, Shh, Notch 등 분자적 신호(molecular signal)들은 모발의 주기 등을 조절하고, 각 세포마다의 특성을 부여하는 매우 핵심적인 요소로 간주되고 있다.

'모낭미세인자'는 학문적으로 명확히 정의되는 개념은 아니다.

그러나, 여기에서는 모낭미세인자를 '모낭줄기세포, TA(transient amplifing)세포, 각질세포(keratinocyte) 등 세포적 요소와 각종 성장인자(growth factor), 세포외기질(extracellular matrix, ECM) 등을 포함하는 포괄적인 개념'으로 정의한다.

머리카락을 다시 자라나게 하는 치료 목적을 위한 추출 대상을 벌지 구역 줄기세포로 한정할 이유가 없으며, 사실상 이에 대한 구별 마커(marker) 또한 아직 명확하지 않아 이를 구별하여 추출하는 것 자체가 매우 어려운 실정이다.

즉, 줄기세포만이 중요한 것이 아니므로, 채취한 모낭의 모든 미세인자들을 최대한 활용할 필요가 있다는 것이 그동안의 다양한 연구결과이기도 하다.

이러한 점을 감안하여, 탈모 치료 주사액의 범위를 벌지 구역 줄기세포로 한정하지 않고 '모낭미세인자'로 추출 대상을 확장하였다.

즉, 탈모 부위를 치료하기 위하여 줄기세포를 포함한 자가(autologous) 조직을 이식한 경우에는 이식한 자가조직의 직접적인 기능뿐만 아니라, 주변 세포 등과의 상호작용을 통하여 간접적으로 치료에 도움(paracrine effects)을 주기도 한다.

한 연구결과에 따르면, 이러한 간접적 효과가 오히려 전체 치료 효과의 80%까지 달한다고 보고하고 있다.

앞서 잠깐 언급했듯이 탈모 부위에도 모낭은 존재하고 사멸했다기보다는 DHT 등의 영향으로 제 기능을 하지 못하고 잠자고 있는 상태인 경우가 많다는 것이다.

따라서, 모낭 이식 시술(transplantation) 방식처럼 탈모 부위에 모낭 자체를 이식할 필요 없이, 아직 탈모 부위에 남아 있는 모낭(hair follicle)이 본래의 기능을 다시 할 수 있도록(reativate) 하면 훨씬 효과적인 대안(alternative)이 될 것이다.

모낭 이식 시술에서 면역성이 있는 부위에서 채취한 모낭이 이식된 부위에서도 여전히 면역성을 갖는 것과 마찬가지로, 그 구성요소인 면역성이 있는 부위에서 채취한 모낭줄기세포와 여타의 모낭미세인 자들도 면역성을 갖게 될 것이다.

즉, 탈모 부위에 존재하는 모낭이 다시 기능을 할 수 있도록 면역성이 있는 인자들(components)을 잠자고 있는 모낭에 주입해 줌으로써, 이들 모낭들이 다시 본래의 기능을 할 수 있도록 환경(micro envirenment)을 복원해 주고 자극(stimulus)을 주는 것이다.

모낭줄기세포 수는 하나의 모낭에만도 매우 조밀(very densely)하게 무수히 많이 있다. 3~4개의 모낭에서만 약 80만 개의 모낭줄기세포가 존재한다는 연구결과도 있다.

즉, 작은 수의 모낭만 채취하여도 모낭 이식을 대체하기에 충분한 효과를 낼 수 있는 모낭줄기세포의 추출은 가능한 것이다.

마찬가지로 수십 개의 모낭만을 채취하여도 모낭미세인자의 여타 세포적, 비세포적 기질들이 포함된 요소들도 탈모 치료에 충분한 양을 추출할 수 있다.

즉, 자가 모낭에서 추출한 줄기세포 등 미세인자들을 활성도를 잘 유지하면서 추출하고 이를 탈모 부위에 주사하였을 때 '생착률'을 높일 수 있는 조건만 잘 갖추면, 모낭 이식 시술에 비해 훨씬 적은 수의 모낭을 채취하는 방법을 통해서도 우리가 원하는 충분한 탈모 치료 효과를 거둘 수 있는 것이다.

한편, 현재 널리 활용되고 있는 줄기세포는 혈액에서 추출하는 방식(PRP)과 지방에서 추출하는 방식(SVF)이 있다. PRP는 액체 상태이므로 세포 해리(cell dissociation) 과정이 별도로 요구되지 않는다. 반면, 지방조직은 줄기세포를 추출하기 위하여 세포 해리 과정이 필요하고, 보통은 콜라게나이제 효소법을 활용하고 있다. 즉, 채취한 조직의 특성에 맞는 추출 방법의 선택이 매우 중요한 것이다.

인체조직들은 크게 상피조직, 결합조직, 근육조직, 신경조직 4개로 구분할 수 있다. 모낭(hair follicle)은 피부(skin)의 일종으로 그 자체가 복합적 구조를 갖는 작은 기관(complex mini-organ)이다. 즉, 모낭은 위 4가지 조직 중 상피조직(epitherial tissue))에 해당한다. 따라서, 상피조직을 분리하는 데 적합한 방법이 모색되어야 하는 것이다.

한편, 리제네라 방식(Rigenera method)과 같이 조직이나 세포 분리 시 기계적인 힘(mechanical force)을 가하게 되면, 조직이나 세포들이 상처를 입는다는 것은 이미 여러 연구에서도 밝혀져 있다. 따라서 기계적 방법이 아닌, 보다 세포 친화적인 '효소 분해 방식'을 선택하는 것이 바람직하다.

그러나, 채취한 모낭에서 모낭미세인자를 추출할 때 '**효소 등 분해 방식**'을 적용한다 할지라도, 효소의 종류와 기타 물질들이 무수히 많은 만큼, <u>어떤 효소들과 물질들을 얼마의 비중으로 할 것인지에 대한 방법은 다양할 수밖에 없을 것이다.</u>

적정한 효소 등의 배합 비율을 찾는 것은 논리와 이론의 문제라기보다는 <u>오랜 연구 경험과 수많은 시험(numerous tests)을 통하여 얻어질 수밖에 없을 것이다.</u>

탈모 부위의 모낭(hair follicle)은 죽은 것일까 단지 잠자고 있는 것일까

탈모는 흉터가 형성되고 모낭이 파괴되어 더 이상 머리카락이 자라날 수 없는 '<u>반흔성 탈모(예: 화상)</u>'와 흉터가 없고 모낭이 유지되는 '<u>비반흔성 탈모(예: 스트레스)</u>'로 구분할 수 있다.

모낭은 머리카락을 만들어 내는 공장이라고 했다. 이 공장(모낭)들은 약 10만개 정도이고, 어머니 뱃속에 있는 태아 상태에서 만들어지고, 태어난 이후에는 단 하나의 공장(모낭)도 새로 만들어지지 않고 만들 수도 없다.

탈모부위에 있는 공장(모낭)들은 어떤 상태일까? 만약, 공장(모낭)들이 완전히 망가져 복구가 불가능 상태(모낭이 죽은 상태, dead)라고 한다면, 이를 다시 가동시켜 머리카락이라는 제품을 만들어 낼 수는 없을 것이다. 그러나, 부분적인 파손에 불과(무언가 문제가 있어 작동을 못하고 있는 상태, dormant)하다면 이를 고쳐서 다시 공장을 가동하게 할 수 있을 것이다.

탈모의 원인은 매우 다양하다. 남녀 탈모의 약 80%정도의 원인이 되는 안드로겐형 탈모는 탈모 부위의 모낭들이 상처가 없고(non-scarring) 축소된 형태(miniaturization)로 남아 있는 것이 특징이다. 즉, 위의 분류에서 '비반흔성 탈모'에 해당한다.

앞에서 탈모치료에 사용되는 여러 가지 치료법을 소개하였다. 효과성(effectiveness)과 안전성(safety) 측면에서 불완전하다는 점도 기술하였다.

즉, 혈관 확장제(vasodilator)인 미녹시딜을 탈모부위에 바르거나, 호르몬 억제제인 피나스테리드(finasteride)나 두타스테리드(dutasteride)를 복용하면, 머리카락이 탈모전 수준은 아닐지라도 어느 정도 회복은 된다.

엑소좀 주사, PRP 주사, SVF 주사, 리제네라 AMT 주사 등 소위 메조테라피 등도 효과성 측면에서 정도의 차이는 있겠지만 위 치료법들과 마찬가지이다.

즉, 기존의 치료방법들은 공장(모낭)을 온전히 고치지를 못하고, 원료를 공급하는 배관을 고치거나(미녹시딜), 공장을 작동하지 못하도록 하는 물질을 줄여 주는(피나스테리드, 두타스테리드) 방법을 사용하면, "부분적이지만 공장이 다시 가동"하게 할 수 있다는 사실을 지금까지의 경험을 통하여 보여주고 있는 것이다.

이와 같이, 비록 효과는 불완전하지만 탈모부위에서 다시 머리카락이 나온다는 것은 무엇을 의미할까? 탈모부위의 모낭들이 죽지 않았기 때문에 가능한 것이다.

지금까지의 치료법은 잠자는 모낭을 온전히 깨워주지 못하고, '각각의 치료법이 작용하는 만큼만 부분적인 효과를 내고 있는 것'이다.

어떤 사람에게 탈모 현상이 발생하는 것은 한가지 원인에 의한 것이라기 보다는 여러 요인이 복합적으로 작용한 결과이다, 예컨대, 모낭 주변의 혈류흐름이 좋지도 못하고, 호르몬의 균형도 깨지고, 피지의 양도 적정하지 못하는 것 등이다.

이 탈모 환자에게 미녹시딜 치료를 하였다고 하자. 정상인의 혈류흐름이 90인데, 이 환자는 20정도 였다. 미녹시딜 처방을 하면 20에서 곧바로 정상수준인 90으로 될 수 있을까? 그렇지는 못할 것이다. 50~60정도로 높아질 것이다. 그 것도 미녹시딜을 쓰는 동안만 그렇다. 그런데, 이 탈모 환자는 모낭 주변의 혈류 흐름만이 탈모의 원인인 것도 아니다. 여타의 원인들은 여전히 남아 있다. 이것이 어떤 탈모 치료약을 사용하여도 부분적인 효과만 있는 이유이다.

그러나, '보다 효과적이고 온전한 치료방법'을 찾아낸다면 탈모에 대한 걱정은 상당부분 사라질 것이다.

탈모부위에 있는 모낭이 죽은 것(dead)과 단지 잠을 자고 있은 것(dormant)은 엄청난 차이가 있다. 탈모부위의 모낭이 죽은 것이라고 하면 머리카락이 빠지기 전에 사전예방(모낭이 죽지 않도록)을 하지 못했다면, 이미 탈모가 된 상태가 된 사후적인 경우에는 어떤 치료방법을 동원하더라도 효과가 없을 것이다. 즉, 탈모가 더 이상 진행하는 것을 억제하는 것은 가능하지만 머리카락을 새로 자라도록 하는 것은 불가능한 것이다.

또한, 탈모인의 희망(hope)과 기대(expectation) 라는 측면에서 보면, 탈모부위의 모낭이 죽은 것(dead)과 단지 잠을 자고 있는 것(dormant)은 엄청난 차이가 있다.

지금까지 밝혀진 탈모 부위의 구체적인 몇 가지 특징들은 다음과 같다.

첫째, 탈모부위의 모낭들은 정상적인 모낭들에 비해 수축(miniaturization)되어 있고, 모낭이 수축되어 있기 때문에 모유두도 상당히 위쪽으로 올라와 있는 상태이다.

둘째, 탈모 부위를 현미경으로 자세히 살펴보면, 머리카락이 전혀 없는 것이 아니라 대부분은 아주 가늘어진 솜털과 같은 형태로 있다고 한다.

셋째, 탈모인의 탈모부위는 성장기(anagen)에 있는 모낭들의 비율(약 86%)은 정상인 보다 낮고, 휴지기(telogen)의 모낭들은 정상인

(약 13%)보다 높다.

넷째, 줄기세포(stem cell)들과 활발한 세포증식에 관여하는 전구세포(progenitor cell)들이 거의 남아 있지 않다.

다섯째, 면역기능을 담당하는 limphocyte, mast cell 등이 당초 모낭줄기세포들이 존재하던 bulge area에 모여 있다는 것이다.

비유적으로 표현해 보면, 전투병들이 남아 있는데 탈모를 유발하는 원인들(적군들)이 현재로서는 더 강력하다 보니 이들이 제대로 능력을 발휘를 못하고 있는 것이다. 이들에게 무기를 지원하고 응원군(예: DHT에 면역력이 있는 미세인자)들이 오면 탈모를 유발하는 적군들을 압도하여 모낭이 다시 제 기능을 할 수도 있는 것이다.

즉, 탈모 부위에도 모발의 생산 공장 역할을 하는 모낭이 살아 있다는 것은 모낭을 종전처럼 잘 작동하게끔 충분한 자극을 주고 여건만 조성해 준다면 다시 힘차게 공장이 가동되어 굵고 튼튼한 머리카락을 생산해 낼 수 있는 가능성(potential)을 열어 놓고 있는 것이다.

따라서, 탈모 초기부터 너무 겁을 먹거나 자포자기할 필요는 없다. 탈모는 단계적으로 진행한다(Norwood-Hamilton의 7단계). 모든 질환과 마찬가지로 탈모가 상당 부분 이미 진행된 경우 이를 되돌리기는 그만큼 매우 어려워질 수 있다. 그러므로 '조기 진단과 조기 치료'가 필요하다.

탈모는 나이가 들어 감에 따라 점차 심해지는 경향이 있는 '노화 현상'이고 '계속 진행형인 현상'이라고 했다. 그만큼 한 번의 치유로 완전한 치유가 사실상 불가능하다. 하지만, 조기에 적당한 치료를 받으면 충분히 효과를 볼 수가 있다.

그러므로 탈모 초기에 적극적인 관심과 대응이 필요하다. 무엇보다도 탈모에 대한 지식을 갖고 대처해 나가는 것이 중요하다. 잘못된 치료로 회복하기 어려운 상황이 될 수 있기 때문이다.

탈모가 진행된 지 10년 이전, 그리고 나이가 40세가 되기 전에 치료를 받을 경우 대체적으로 효과가 더 좋다고 알려져 있다.

맥주 효모와 관련한 이야기

독일의 한 맥주 공장에서 일하는 근로자들이 유난히 피부가 좋고 머리카락은 빠지지 않을 뿐만 아니라 윤기까지 나는 것을 발견하였다.

그 원인을 조사하다 보니 이들은 맥주 공장에서 오랜 시간 일하면서 계속해서 공기 중에 떠다니는 맥주 효모와 접촉하고 있다는 사실을 알게 되었다.

그래서 맥주 효모가 피부 및 탈모 예방과 치료에 좋다는 소문이 나게 된 것이다. 관련 제품들도 현재 많이 출시되어 있고, 많은 탈모인이 맥주 효모를 먹거나 두피에 바르는 방법을 활용하고 있다. 보통은 맥주 효모를 먹는 방법을 택하는 듯하다.

맥주 효모가 어떤 경로를 통하여 탈모 예방 및 치료에 도움이 되는지에 대한 구체적인 경로 등에 대해서는 밝혀지지 않았다.

그러면 문득, 맥주를 많이 마시면 탈모 방지에 도움이 될 수도 있지 않을까 하는 의문이 든다. 그러나 시중에 유통되고 있는 술로서의 맥주는 맥주 효모와는 전혀 관련이 없다. 맥주 효모는 맥주 제조 과정에서 이용될 뿐이지 제조된 맥주 안에는 정작 맥주 효모는 전혀 포함되어 있지 않다고 한다.

따라서 탈모 치료용으로 '마시는 빵'이라고도 불리는 맥주를 자주 마시는 것은 오히려 탈모의 원인이 되는 비만만 초래할 뿐일 것이다. 용도가 따로 있는 것이다. 맥주는 기분 좋게 마시는 기호 음료일 뿐이다.

탈모 관련 건강 보험의 적용 범위

탈모가 단순한 '미용 차원인지 질병인지 여부'에 대한 논란 및 관점과도 밀접한 관련이 있는 이슈이다.

피부 질환 중에서 알레르기 피부염, 지루성 피부염, 건선, 백반증, 사마귀 등은 건강 보험이 적용되는 반면에, 여드름과 같은 미용 목적은 건강 보험이 적용되지 않는다.

탈모와 관련하여 건강 보험이 적용되는 범위는 자가 면역 고장에 의한 '원형 탈모'와 두피에 염증 세포가 작용해 발생하는 '모발편평태선'이다. 반면, 나머지 안드로겐형 탈모, 휴지기 탈모, 항암 치료 후 발생하는 성장기 탈모 등은 '미용 목적'으로 간주되어 건강보험이 적용되지 않는다. 어딘지 모르게 적용 범위 기준이 많이 이상하고 모호하다는 생각이 든다.

모낭 이식 시술 등도 건강 보험이 적용되지 않는다. 즉, 탈모 치료를 받는 사람의 약 5% 정도만이 건강 보험의 혜택을 받고 있는 것이다.

박근혜 정부 시절에는 종전에 미용으로 취급되던 치아 스케일링과 임플란트가 건강 보험의 대상으로 편입되었다.

이와 같이 건강 보험의 적용 여부는 어떤 절대적이거나 논리적인 기준이 있는 것은 아니다. 그 질환에 대한 치료가 얼마나 절실한지에 대한 사회적 인식과 합의의 문제이다.

현재 탈모 현상이 젊은이들까지 확산되어 있다. 이들에게는 "탈모 치료가 곧 연애이고 취업이고 결혼이다."라는 말까지 나오고 있다. 그만큼 절실한 문제인 것이다. 탈모가 육체적으로 죽는 질병은 아니지만, 정신적으로 죽도록 아프게 느껴지는 경우도 많다.

실제로 탈모 치료를 받는 연간 약 24만 명 중 젊은 층에 속하는 20~40대가 차지하는 비중이 남성은 72%, 여성은 58%에 이를 만큼 젊은 층이 중장년층보다 오히려 탈모 치료에 매우 적극적인 것으로 나타났다. 그 이유도 한번 생각해 볼 필요가 있다.

종종 보도를 보면, 소위 탈모인의 성지라는 동네 의원들이 나온다. 값싼 탈모 처방을 받기 위해 전국에서 몰려드는 젊은이들이 찾는 곳이다. 보통 이런 곳에서는 정상적인 탈모 치료제가 아닌 비슷한 성분의 건강 보험이 적용되는 값싼 약을 수개월씩 처방한다. 안타까운 현실이다.

탈모인이 겪는 자신감 상실, 대인 기피 등은 삶의 질과 직결되고 탈모 치료에 대한 절실함은 치아 스케일링에 결코 뒤지지 않을 것이다. 좀 더 경제적 부담이 적은 상태에서 탈모 치료를 편안히 받는 길이 더욱 확대되어야 할 것이다.

이러한 현실을 감안하여, 최근에는 탈모 치료를 지원하는 지자체들이 나타나고 있고, 계속 확산되고 있다.

소위 '탈모인의 성지'를 이용할 경우의 위험성

탈모인의 성지가 존재할 수 있는 이유부터 알아보자.

탈모약 미녹시딜은 일반의약품(OTC)이다. 즉, 의사의 처방 없이도 약국에서 얼마든지 구입할 수 있다. 반면에 호르몬 치료제인 피나스테리드나 두타스테리드는 의사의 처방을 받아야 하는 전문의약품이다.

그런데, 피나스테리드와 두타스테리드는 '탈모 치료용'으로 처방을 받을 경우 미용상 필요한 것으로 간주되어 의료 보험 적용이 되지 않는다. 당연히 약값이 부담스러워진다. 반면 똑같은 피나스테리드 성분이 들어 있는 전립선 치료제는 의료 보험이 적용된다.

똑같은 성분인데 '탈모용'은 미용용으로 간주되어 의료 보험이 적용되지 않고, '전립선 치료용'은 질병으로 간주되어 건강 보험이 적용되는 것이다.

그래서 탈모 환자들이 편법으로 전립선 치료제 처방을 받기 위해 소위 '성지'라고 하는 곳으로 몰려가는 것이다. 편법 처방을 해 주기 때문이다.

그런데 피나스테리드가 전립선 치료제로 쓰일 때는 5.0mg인 데 반해, 탈모 치료제로 쓰일 때는 용량이 5분의 1로 줄어 1mg이 처방된다. 전립선 환자가 아니라면 탈모 치료를 위해 강한 처방이 필요 없는 것이다. 이것도 덩치 큰 서양인 기준이다.

일본에서는 동양인의 체격에 맞게 0.2mg이 많이 활용되고 있다. 탈모 치료에는 0.2mg이나 1.0mg이 효과 면에서 큰 차이가 없기 때문에 가급적 용량을 줄여 사용하려는 것이다. 피나스테리드의 효과성은 용량의존도(quantity dependence)가 낮은 특성이 있어 가능한 방법이다.

탈모 치료용으로 5.0mg을 복용하는 것은 한국인의 체격 기준으로는 과해도 한참 과한 것이다.

한편, 피나스테리드는 형태가 알약 형태로 되어 있어 BPH로 5mg을 처방받아 이를 5등분한 후 탈모 치료용으로 사용하기도 한다. 일부 제약사는 아예 BPH용 피나스테리드를 5등분하기 좋게 만들어 시판하기까지 한다.

반면 두타스테리드는 BPH 치료용이든, 탈모 치료용이든 똑같이 0.5mg이 처방되고 형태가 연질 캡슐이라 이를 쪼갤 수도 없는 특징이 있다. 다만 두타스테리드의 반감기가 긴 점을 감안하여, BPH용으로 처방받아 탈모 치료용으로 복용할 때 복용량을 조절하는 경우도 있다. 즉, 2~3일에 한 번씩만 복용하는 방법 등이다.

그러나 피나스테리드와 두타스테리드가 일반 의약품인 미녹시딜과 달리 의사의 대면이 필요한 처방 약인 이유는 용량뿐만 아니라 환자별 특성을 반드시 감안하여야 한다는 의미가 함축되어 있을 것이다.

피나스테리드와 두타스테리드는 '호르몬과 관련된 치료제'이다. 아무리 치료를 위해서라도 우리 신체의 호르몬을 건드는 것은 매우 위험한 발상이라고 지적하는 일부 의사들도 있다. 그만큼 부작용 등에 주의가 필요하고 최소화해야 한다는 것이다.

치료 비용을 아끼기 위하여 성지를 이용하는 것은 편법으로서 환자의 개별적 특성을 전혀 고려하지 않기 때문에 위험성이 있다. 의사와의 대면 시간도 불과 1분도 안 된다고 한다.

탈모인 입장에서는 "누가 이용하고 싶어 이용하나?"라는 답변일 듯하다. 이러한 현실을 감안하여 건강 보험 적용 범위가 탈모 환자의 부담을 줄여 주는 방향으로 서둘러 조정되어야 할 것이다.

나에게 맞는 미녹시딜의 농도는

우리나라에서 현재 허가를 받아 사용할 수 있는 미녹시딜은 2%와 5%, 두 가지이다. 나라마다 허가를 받은 농도가 제각각이다.

특별한 이유가 있다기보다는 허가를 그렇게 받았기 때문이다. 그만큼 농도가 다른 의약품 하나를 허가를 받기 위해서는 엄청난 시간과 임상 실험이 필요한 것이다.

참고로, 앞서 언급한 바와 같이 적용 방법이 달라져도 다시 이런 절차를 밟아야 한다. 피나스테리드는 먹는 형태에서 바르는 형태로 허가를 받는 데 30년 가까운 시간이 걸렸다는 것은 앞서 언급하였다.

미국에서 탈모용으로 개발될 당시의 농도는 2% 하나였다. 이것이 일본의 제일 인기 있는 탈모약 Re-up 제품을 만드는 다이쇼 제약회사에 의해 도입될 당시에는 1%였다. 현재는 양국 모두 5%가 허가되어 사용하고 있다.

농도가 높아지면 효과가 크다는 사실을 알았기 때문이다. 그렇다고 마냥 농도가 높아질 수 있다는 의미는 절대 아니다.

여성이 5%를 사용하면 얼굴 등에 털이 나는 등 부작용이 심해질 수 있다고 한다. 그래서 여성들은 주로 2% 미녹시딜을 사용한다. 남성의 경우에도 초기 단계에는 낮은 것을 사용하는 것이 바람직하다. 이런 화학약품들은 보약이 아니고 기본적인 독성이 있기 때문이다.

※ 제네릭 의약품(Generic Medicine)

오리지널(Original) 화학 합성 의약품에 대비되는 용어이다. 흔히 '카피 약' 또는 '복제 약'이라고도 불린다. 오리지널 약품의 특허가 만료됐거나 특허가 만료되기 전이라도 물질 특허를 개량하거나 제형을 바꾸는 등 모방하여 만든 의약품을 말한다.

'비아그라'와 '팔팔정'처럼 성분, 제조법, 효과 등이 비슷한데 약품 이름만 다른 경우이다. 여기서, 비아그라가 오리지널 의약품에 해당하고, 팔팔정은 제네릭 의약품에 해당한다.

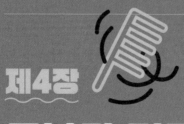

제4장

모낭과 머리카락도
피부의 일부이다

피부(두피)를 알아야
탈모에 대처할 수 있다

피부는 신체 기관 중 가장 큰 기관으로 우리 몸의 항상성 유지 등에 중요한 역할을 한다. 피부는 어른의 경우 거의 2㎡의 넓이고, 혈액의 약 1/3이 이곳에 있다.

우리 신체를 안쪽에서 바깥쪽으로 보면, 뼈조직 → 근육조직 → 지방조직 → 피부조직으로 구성되어 있다. 피부조직은 다시 바깥쪽부터 표피층(Epidermis) → 진피층(Dermis) → 피하층(Hypodermis)의 3개 층으로 구성되어 있다.

그러나 엄격히 말하면 피하층은 피부조직이 아닌 지방조직이다. 반면에 진정한 피부조직이라 할 수 있는 표피층과 진피층은 주로 단백질 성분으로 구성되어 있다.

표피층과 진피층의 가장 큰 차이는 표피층은 상피조직(eptherial tissue)으로 살아 있는 세포들이 존재하여 세포분열은 일어나지만 '혈관(blood vessel)'이 없다는 특징이 있고, 진피층은 결합조직(connective tissue)으로서 혈관이 있다는 것이다.

따라서 우리가 상처가 났을 경우 표피층만 다치면 피가 나지 않지만, 진피층까지 손상되면 피가 나게 될 것이다. 그리고 외부의 화학물질이 진피층까지 흡수된다면 이는 혈관을 따라 몸 전체로 퍼진다는 의미이기도 하다.

예컨대, 우리가 사용하는 샴푸의 합성 계면활성제가 진피까지 흡수된다면 흡수 과정에서 피부를 파괴하는 것은 물론 몸 전체로 몸에 해로운 합성 계면활성제가 퍼져 나가 피부병, 암 등 각종 질병을 유발할 수 있는 위험이 있는 것을 의미하므로 매우 중요한 이슈이다. 이는 화장품의 경우도 마찬가지이다.

표피층은 0.1~1.5mm의 두께로 피부색을 책임지고 있고, 외부의 물질이 함부로 우리 몸속에 들어오지 못하도록 강력한 '방어벽 역할'을 한다.

표피층은 안쪽에서 바깥쪽으로 기저층 → 유극층 → 과립층 → 각질층으로 구분될 수 있다. 표피층은 대부분이 각질세포로 구성되어 있다. 즉, 기저층에서 각질생성세포(keratinocyte)가 세포분열을 하여 위층으로 올라가고 결국 각질층에 이르러서는 죽은 각질세포(corneocyte, 이는 죽은 각질세포의 영어 이름이다)가 된다.

죽은 각질세포는 피부 각질을 구성하고 있다가 우리 몸에서 박리되어 먼지가 되거나 때가 된다. 위와 같이 기저층에서 생성된 각질세포가 우리 몸에서 떨어져 나가는 과정이 계속해서 반복되는데, 이러한 주기를 '턴 오버(Turn Over)' 또는 '각질 주기'라고 한다.

턴 오버가 잘되지 않으면 두피(피부)에 각질이 쌓이게 되고 노폐물이 뒤섞여 모공을 막게 되어 탈모를 유발할 수 있다.

보통의 경우 턴 오버는 약 4주 정도로 이물질이 포함된 각질층이 떨어져 나가고 새로운 각질층으로 채워지는 과정이 계속된다. 화학적 자극이나 물리적 자극이 반복되면 각질층이 두꺼워지고 쌓이게 되는 악영향을 미치게 된다.

어린아이들의 피부는 맑고 깨끗하다. 턴 오버가 빠르고 잘 되기 때문이다. 나이가 들수록 턴 오버 주기는 길어지게 되고 그만큼 피부에 각질 등이 많아지는 것이다.

표피층의 기능의 중요성에 대해서는 오랜 인간의 역사에서 제대로 인식을 하지 못하였다. 때를 밀 때 많이 사용하는 녹색의 소위 "이태리 타월"같은 것으로 박박 문질러 벗겨내야 하는 정도로밖에 생각하지 못했던 것이다.

그러다가 1975년 피터 엘리아스(Peter Elias) 박사가 "우리 피부의 표피층은 우리 몸의 수분 증발을 막고, 외부의 오염물질을 방어하는 방어 기능뿐만 아니라 태양광선의 자외선으로부터 우리 몸속의 세포들을 보호하고 면역 체계에까지 영향을 미치는 엄청난 기능을 한다."는 사실을 주장하였고, 이후 이러한 주장이 여러 과학적 연구들을 통해 증명되면서, 현재는 표피층의 중요성이 깊이 인식되어 있는 상황이다.

특히, 피터 엘리아스는 피부의 가장 바깥쪽에 위치한 각질층(Stratum Corneum)이 피부 방어벽 역할에 핵심적인 역할을 한다는 소위 '벽돌 및 회반죽 구조(Bricks & Motar structure) 이론'을 주장하였다.

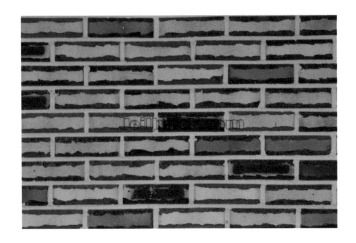

이 이론에 따르면, 위 그림에서처럼 케라틴이라는 단백질 성분의 벽돌이 쌓여 있고, 그 틈새를 시멘트의 회반죽처럼 지방질들이 메꾸고 있다는 것이다.

회반죽에 해당하는 지방질이 여성분들이 피부 관리를 하기 위해 그토록 중요시하는 주로 케라틴 합성 과정에서 만들어지는 지방 합성물로 세라마이드, 콜레스테롤, 자유지방산이다. 이 지방들은 이중의 Lamella(층상 구조) 구조로 되어 있다.

이들 지방 합성물은 피부 장벽 및 피부 보습과 관련이 있고, 이중에서도 특히 세라마이드는 피부보습에 결정적 역할을 한다. 다른 한편으로 자유지방산은 우리 피부의 산도(pH 5.5) 결정에 중요한 역할을 한다.

세라마이드, 콜레스테롤, 자유지방산의 구성비는 약 3:1:1로 알려져 있다. 이 비율이 중요한 것은 화장품 등의 효과를 극대화하기 위해 본래 피부의 구성과 비슷해야 효과가 크다고 주장되고 있기 때문이다.

피부 보습과 관련하여 중요한 역할을 하는 것이 세라마이드 이외에 하나 더 있다. 죽은 단백질 세포로 구성된 벽돌(케라틴) 속에는 천연보습인자(NMF)라는 것이 있어 벽돌의 수분을 머금게 하는 역할을 한다.

위와 같이 각질층은 케라틴(Keratin)이라는 단백질 성분의 각질세포와 세포 사이의 지방질로 구성되어 있다. 각질세포 간의 거리는 50~100nm(나노미터)이다. 피부의 방어벽 역할은 이러한 세포 사이의 지방 구조와 밀접한 관련이 있다.

이 지방의 성격이 매우 중요한 것은 유효한 약 성분이 피부 속까지 스며들게 하는 방법이 여러 가지 있을 수 있으나, 이 지방을 통하여 자연스럽게 스며드는 것이 피부 장벽을 파괴하지 않는 방법이기 때문이다.

피부 구조의 건강한 유지와 방어벽 역할은 우리의 건강을 지키는 데 매우 의미 있는 역할을 할 뿐만 아니라, 탈모와도 매우 직접적인 상관성이 있다.

그래서 피부의 방어벽을 파괴하고 진피까지 흡수되어 신체의 각 기관에 악영향을 미칠 수 있는 샴푸, 린스, 세정제, 화장품 등을 매우 조심해서 그리고 과하지 않게 사용해야 한다는 점을 이 책에서 그토록 강조하는 것이다.

다음으로 진피층은 1.5~4mm의 두께이고, 수분 저장고 역할과 외부의 이질적인 물질이 들어오면 이를 제거하는 면역세포인 대식세포(machrophage), 호중구(neutrophil), mast cell 등이 있다.

진피층에는 피부의 탄력과 주름 예방 기능을 담당하는 일종의 단백질인 콜라겐(Collagen)이 약 75%를 차지하고 있으며, 엘라스틴(Elastin)이라는 탄력세포와 수분을 강하게 잡아당기는 힘이 있는 히알루론산이라는 강력한 천연보습제가 존재한다.

참고로, 얼굴에 소위 '물광주사'라는 것을 맞는 경우가 있는데, 물광주사의 성분이 히알루론산이다. 연골 부위에 맞는 연골 주사액의 성분도 히알루론산이다.

표피층은 상피조직이므로 중심세포가 각질생성세포(Keratinocyte)인 반면에, 진피층은 결합조직이므로 섬유아세포(Fibtoblast)가 핵심 역할을 하게 된다.

탈모를 포함한 두피에 문제가 발생하면, 두피의 표피와 진피에서 모낭의 축소, 모발 성장 주기의 단축, 피지의 과다 분비, 호르몬의 불균형, 혈류 흐름이 좋지 않음, 각질층의 수분 감소, 각질세포의 턴 오버 감소, 콜라겐 감소 등이 나타나게 된다.

젊은 시절부터 이러한 현상이 나타나는 것은 질병에 해당하는 것이지만, 나이가 들어가면서도 노화 현상으로 이러한 요인이 증가하게 되는 것이다.

피하층은 지방 세포로 구성되어 있어 상처로부터 내부 기관을 보호하는 완충 작용의 역할을 하고, 모낭의 가장 아랫부분이 접촉하고 있다.

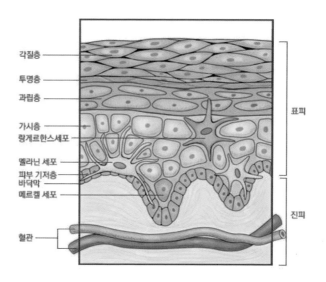

각질층
투명층
과립층
가시층
랑게르한스세포
멜라닌 세포
피부 기저층
바닥막
메르켈 세포
혈관
표피
진피

두피에는 상재균 등 매우 유익한 미생물들이 존재하면서 활동을 한다

두피에는 피지와 이를 먹이로 하는 유익한 미생물(상재균 등)들이 존재하면서 피부의 균형을 유지한다. 미생물은 장 속에서만 중요한 역할을 하는 것이 아니라 피부에서도 매우 중요한 역할을 한다.

피부 미생물이 병원균 침입을 막고, 염증 반응 억제와 면역 증강 및 항상성 유지, T-cell의 분화, 혈관 생성 등에 관여하며 선천적 면역과 후천적 면역 등 필수적인 기능을 한다는 사실은 널리 알려져 있다.

동물의 소화 및 흡수 기관인 장(腸)은 육식 동물의 경우에는 짧고,

초식 동물의 경우에는 상대적으로 긴 편이다. 인간의 장은 초식동물과 비슷하게 긴 모양을 하고 있다. 소장의 길이가 무려 7m에 달하고, 대장의 길이는 1.5m 정도이다.

장이 긴 만큼 그곳에 서식하는 미생물도 무려 100조 개에 이른다고한다. 여기에는 유산균으로 대변되는 락토바실루스, 비피도박테리움등 유익균이 약 85% 있을 뿐만 아니라, 살모넬라균, 클로스트리듐 등유해균도 15% 정도 존재한다고 한다.

유익균만 중요한 역할을 하는 것이 아니라, 우리가 흔히 유해균이라고 부르는 균들도 나름 중요한 역할을 하기 때문에 꼭 필요하다고 한다. 유익균 85대 유해균 15의 비율이 황금비율이고, 이 비율이 무너지면 좋지 않다고 한다.

따라서 두피의 경우에도 미생물들이 파괴되고 존재하지 못하게 되면, 염증, 홍조, 각종 피부 알레르기, 피부 노화뿐만 아니라 면역 체계까지 악영향을 미치게 된다.

이렇게 중요한 역할을 하는 두피의 미생물은 피지를 먹이로 한다. 그러므로, 피지를 완전히 씻어내서 미생물들의 먹이를 완전히 없애버리면 미생물들은 생존을 할 수가 없다. 그렇다고 과도한 피지 등을 장기간 방치하게 되면 오염 등으로 염증 등을 유발할 수 있다.

그러면, 도대체 어떻게 해야 한다는 말인가? 피지를 '적당하게' 씻어내야 한다는 것이다. 그럼 또다시 의문이 든다. '적당하게'가 어느 정도인가? 각자 시행착오를 거쳐 자신의 체질에 맞는 수준을 찾아나갈 수밖에 없을 것이다.

그러나, 제가 탈모와 피부에 대해 공부하면서 느끼는 분명한 한 가지는 우리나라 사람들은 필요 이상으로 과도하게 씻어내는 경향이 강하다는 것이다. 빈도에서도 그렇고 사용하는 합성세제의 양의 측면에서도 그렇다.

탈모의 원인이면서 가장 흔하게 발생하는 알레르기 반응 현상이기도 한 건성 습진도 이러한 미생물들이 충분히 존재하지 못해서 발생한 것이다. 건성 습진의 또 다른 원인으로는 피지막 및 두피의 장벽의 무너짐과 연관이 있다.

결론적으로 두피의 미생물, 피지의 적정한 양, 두피의 피부 구조적 장벽의 유지는 탈모 예방 및 치료에 모두 매우 중요한 역할을 하는 것이다.

두피에 있는 피지도 적정하게 유지되어야 한다

얼굴과 두피는 피지가 유난히 많이 나오는 신체 부위이다. 얼굴의 중앙 부위인 소위 'T 존'으로 알려진 이마, 코, 입 주변이 피지가 많고, 두피도 다른 부위에 비해 피지가 상당히 많이 분비되는 부위에 해당한다. 괜히 많이 분비되는 것이 아니다. 그만한 유익한 기능도 있기 때문이다.

일반적으로 피지에 대해 상당한 오해가 있다. 피지는 무조건 나쁜 것이고 지워 내야 하는 것으로만 생각하는 것이다.

물론, 피지가 두피나 피부에 과도하게 남아 있으면 오염물질들이 달라붙는 등 깨끗하지 못한 환경이 조성되고 이로 인해 피부 질환이 발생할 수도 있다. 피지를 깨끗이 지워 내고 나면 산뜻한 느낌을 주는 것도 사실이다.

그러나 적당한 피지는 앞서 언급한 유익한 상재균의 먹이가 되고, 피지막은 피부를 보호하면서 수분 증발을 막아 주는 보호막 기능을 한다. 피지가 정상적으로 잘 분비되어 피부 장벽이 강해지면 피부 노화도 쉽게 일어나지 않는다.

피지의 분비는 남성 호르몬인 테스토스테론과 여성 호르몬인 에스트로겐의 영향을 받는다. 전자는 피지 분비를 증가시키고, 후자는 피지 분비를 억제하는 역할을 한다. 결과적으로 남자가 여자보다 피지 분비량이 많다.

피지의 양이 유독 많은 사람들이 있다. 피지샘과 활성도 등에 의한 피지의 양도 유전적 영향을 받는다고 한다. 정말 유전적인 영향은 놀라울 정도이다.

사춘기 청소년들은 남성 호르몬인 안드로겐이 활발히 분비되면서 피지의 양이 증가하고 이 무렵에 여드름도 급증한다.

스트레스를 많이 받으면 '코티졸'이라는 스트레스 호르몬이 분비되면서 남성 호르몬 '안드로겐'도 함께 분비되어 피지의 분비량이 증가하게 된다.

피지 분비량에 크게 영향을 주는 것이 온도이다. 온도가 1℃ 올라갈 때마다 피지 분비량은 약 10% 증가한다고 한다. 자외선도 피지 분비를 증가시키는 요인이다.

피지의 분비량이 지나치게 많을 경우 이를 잘 관리하지 않으면, 지루성 피부염을 야기하거나, 피지가 분비되는 통로이면서 머리카락이 나오는 통로인 '모공(pores)'을 블랙헤드(black head, 피지가 산소와 만나 딱딱해지면서 색깔도 당초 노랑색에서 검게 변하는 현상)로 막아버림으로써, 탈모를 초래할 수 있다. 그때그때 잘 씻어내 주어 두피나 피부를 청결하게 유지할 필요가 있다.

그러나 반대로 피지가 부족하게 되어도 피부는 상하고 피부 노화를 촉진한다.

나이가 들어갈수록 두피에 필요한 피지의 분비량이 줄어들고, 남성에 비해서 여성의 피지 분비량이 일반적으로 적다. 따라서, 노인과 여성들은 피지를 과도하게 제거해서는 안 된다.

이와 같은 맥락에서 피지와 유효한 미생물들을 과도하게 제거하는 합성 계면활성제가 많이 들어 있는 샴푸를 지나치게 자주 사용해서는 안 된다.

두피 투과력(Penetration)은
탈모뿐만 아니라 건강에 매우 중요하다

우리는 일상생활 중 두피에 샴푸 등을 비롯하여 많은 화학제품을 사용한다. 그중에는 미녹시딜과 같은 바르는 탈모 치료제도 있다.

이때 이 제품들이 단순히 두피에만 영향을 미치는지 피부 속까지 영향을 미치는지는 두피뿐만 아니라 탈모, 더 나아가서는 우리의 신체 건강과 직결되는 매우 중요한 이슈가 될 것이다.

합성 계면활성제가 주성분인 샴푸 등 세정제는 두피에만 영향을 미치고 피부에 흡수되지 않는 것이 바람직하고, 탈모 치료제 등은 치료 효과가 발휘되기 위하여 모낭이 자리 잡고 있는 진피까지 흡수되어야 한다.

그런데 이 부분에 대해서 대부분의 사람들은 그만큼 중요하게 인식을 못 하고 있는 듯하다. 그래서 쉽게 제조업자나 판매업자의 마케팅 전략에 휘둘려 별 효과도 없는 제품을 군중 심리로 구매하거나 오히려 두피를 망가뜨리고 탈모를 촉진하는 제품을 선택하는 우를 범하는 경우가 많다.

우리가 선택할 수 있는 제품만이라도 이러한 점에 대해 나름 기본적인 지식을 갖추고 대응할 필요가 있다. 샴푸와 같이 매일 사용하는 제품일 경우에는 특히나 중요할 것이다.

이와 관련하여 가장 기본적인 원칙은 피부나 탈모에 좋은 영향을 미치는 물질들은 우리의 피부를 충분히 통과할 수 있어야 한다는 점이다. 반면, 악영향을 미치는 물질이면서 피부의 침투성까지 좋은 물질은 접촉 자체를 최소화하는 것이 최선일 것이다.

피부병, 탈모 치료 등 약효가 있는 물질들은 빨리 피부 속으로 침투될 수 있어야 약효를 발휘할 수 있다. 이와 같이 피부 장벽 통과의 이점으로 작용하는 것은 순수한 치료용의 경우에 한정된다.

예컨대, 선크림과 같은 화장품이나 벌레 퇴치제 같은 제품은 피부 장벽을 통과해서는 안 된다. 반면 두피에 바르는 치료용 약물은 피부 장벽을 통과해야 할 뿐만 아니라 목표 지점인 모유두까지 도달하여야 한다.

그런데 우리의 의약 기술, 화장품 기술, 세정 기술 등이 피부 흡수 문제에 있어서는 아직까지 그다지 세련된(sophisticated) 편에 속하지 못하다. 즉, 목표 지점까지 도달시키는 정확도와 강도 조절이 잘되지 않는 것이다.

세정력을 높이다 보면, 피부에 흡수되지 말아야 할 합성 계면합성제가 우리 피부에 흡수되는 것을 피할 수가 없다. 바르는 약의 경우에는 피부 흡수력을 높이려다 보니, 피부 투과 촉진제를 혼합할 수밖에 없는데, 이것들이 가려움증, 염증 등 피부 트러블을 야기하는 부작용을 일으키는 것이다.

피부를 통과할 수 있는 물질은 아주 극소수에 불과하다

　우리는 피부조직이 우리 몸에 유익한 물질만 피부를 통과하게 하고 해를 끼치는 물질은 통과하지 못하게 기능해 주기를 바랄 수도 있다.

　물론 우리의 피부는 우리 신체의 약 70% 정도를 구성하는 수분이 태양열 등에 의해 쉽게 빠져나가지 못하도록 하고, 외부의 오염물질이 쉽게 우리 몸속으로 침투하지 못하도록 나름의 기본적이고 유익한 '방어벽 역할(barrior)'을 한다.

　따라서 우리 피부를 통과할 수 있는 물질은 극히 일부에 불과하다.

　피부를 통과하는 방법은 다음과 같이 두 가지 방법이다.

　첫째는 피부조직을 파괴하지 않으면서 스며드는 방법이고, 둘째는 피부조직을 서서히 파괴하면서 스며드는 방법이다. 당연히, 가장 이상적인 것은 우리 신체나 피부에 '좋은 물질'이 '첫째 방법'으로 통과하는 것이다.

　그러나 피부가 일부 선별 기능을 하지만 모든 선별 기능까지 하지는 못한다. 즉, 피부의 통과 기준은 우리 몸에 유익한지 아닌지로 결정되는 것은 아니고, 분자량이 작고 기름 성분에 가까운 성질을 갖고 있으면 잘 통과하는 것이다.

피부 통과는 탈모를 포함한 의약 분야뿐만 아니라 화장품 등에서 매우 어려운 난제이면서 중요한 이슈이므로, 이를 위해 각종 실험이 필요하지만 윤리적 고려나 적용 가능성 등 제약으로 인간을 대상으로 직접 실험하는 것은 거의 불가능하므로 대부분 동물을 대상으로 실험을 하게 된다.

인간의 피부조직도 부위에 따라 조금씩 다른 특성이 있으므로, 여러 동물의 피부조직 중 가장 비슷한 것을 골라 실험을 하게 되는데, 모낭과 관련한 실험에서는 돼지의 귀 피부조직을 많이 활용한다. ㎠당 돼지 귀의 경우 평균 20개의 털이 있고, 인간은 약 14~32개로 가장 비슷하기 때문이다. 또한 마우스의 복부 피부를 활용하기도 한다.

분자의 크기와 관련하여 화장품 업계에서는 아주 유명한 '500 Dalton 법칙'이라는 것이 있다. 분자의 무게가 500달톤을 넘으면 피부를 통과하기가 어렵다는 것이다(참고 문헌 33).

여기서 명심해야 할 것은 분자량의 크기가 피부 흡수의 매우 중요한 변수이기는 하지만 분자량이 작다고 해서 반드시 피부 흡수가 잘된다는 의미는 결코 아니다. 수용성, 지용성 등의 성질과 같은 여타 변수에 의해서도 영향을 받는다.

예컨대, 미녹시딜의 경우 분자량은 매우 작은 편이지만, 미녹시딜은 질소 화합물로 액체에 잘 녹지 않고 결정화되기 쉬워 액제로 만드는 기술적 어려움이 있었던 것으로 잘 알려져 있다. 이러한 이유 등으로 미녹시딜의 분자량은 500달톤 미만이지만 에탄올과 PG라는 피부 투과 촉진제의 도움을 받아야만 하는 것이다.

참고로, 한때 콜라겐이 함유된 화장품을 매우 비싼 가격으로 판매되었고, 소비자들도 이에 열광하였다.

앞서 언급한 대로 콜라겐(Collagen)은 진피 부분의 약 75%를 구성하면서 피부를 탄력 있게 하는 매우 중요하고도 유용한 물질이다. 콜라겐은 나이가 들어가면서 점점 감소하게 되고 붕괴되고 변성이 일어나면서 피부가 노화되고 주름도 증가하게 된다.

콜라겐을 피부 속에 보충해 주면 피부가 당연히 젊어질 것이다. 이 사실만 화장품 회사들이 무지 광고를 한 것이고 소비자들은 이에 호응을 한 결과이다.

그런데, 콜라겐을 피부에 발라 효과가 있으려면, 콜라겐이 피부의 표피(Epidermis)를 통과하여 진피(Dermis)까지 흡수되어야 한다. 만약, 피부의 표피 표면에만 머물다가 씻겨 나간다면 한마디로 '별 효과도 없는 곳에 돈과 시간만 낭비하는 꼴'이 되고 말 것이다.

콜라겐의 무게는 120,000달톤이다. 피부 겉에 머물러 있을 뿐 피부 속 진피까지 스며들지 못할 가능성이 매우 크다. 값비싼 콜라겐 함유 제품을 사용하는 것은 괜한 돈 낭비일 가능성이 크다.

바르는 약의 경우에도 피부 속 목표 지점까지 침투를 해 주어야 효과를 발휘할 수 있다. 그러기 위해서 화학 피부 투과 촉진제를 첨가하게 되는데, 대부분 피부에 자연스럽게 흡수되는 방법보다는 피부를 파괴하는 방법을 사용한다. 화장품의 경우도 마찬가지이다.

단기간 사용하는 경우에는 피부 장벽 파괴가 거의 발생하지 않을 것이다. 그러나, 세정제, 탈모용 치료제인 미녹시딜이나 화장품과 같이 장기간 사용해야 하는 경우에는 누적 효과로 인한 부작용이 상당할 것이다.

한편, 바르는 약이든, 피부를 씻기 위한 세정제든, 화장품이든 피부를 통과한 화학성분이 진피층에 이르면 모세혈관을 따라 온몸에 나쁜 영향을 누적시킨다.

이들은 생활에 매우 유익한 기능이 있기 때문에 널리 그리고 자주 사용된다. 그러나, 그 부작용도 분명히 있는 만큼 본래 기능의 효과를 발휘할 수 있는 범위 내에서 최소화하는 것이 바람직하다.

각종 화장품 등에서 피부 투과 촉진 및 보습 효과를 주기 위해 사용되는 물질이 PEG이다. '폴리에틸렌글리콜'의 줄임말로 천연 성분인 '글리세린'을 대체하는 성분으로 사용된다.

이 물질은 여타 화장품 성분의 피부 흡수를 돕고 건조하고 각질이 일어나는 피부를 진정시킴으로써 피부를 부드럽고 매끄럽게 만들어 준다.

이러한 나름의 기능을 하는 PEG도 발암 물질인 에틸렌옥사이드나 다이옥신을 생성하는 것은 물론 종양, 간 및 콩팥 기능 장애까지 유발할 수 있다.

따라서 얼굴을 위장을 하되, 너무 과하게 떡칠을 하고 다니면 남 보기에도 안 좋고, 자신의 건강에도 안 좋고 또 쓰잘데없이 돈도 낭비하는 것이다.

피부를 통과하는 몇 가지 방법

탈모 치료용으로 가장 널리 사용되고 있는 미녹시딜을 포함한 피부에 바르는 약들이 얼마나 약효를 발휘할 수 있는지는 이들 성분이 얼마나 피부를 잘 통과하여 목표 지점인 모유두에 잘 도달하는지에 달려 있다.

이것이 중요한 것은 피부는 강한 방어벽을 지니고 있어 어떤 물질이 쉽게 통과를 못 하게 하기 때문이다. 피부조직은 우리 신체의 가장 바깥쪽에 위치하여 외부 환경과 끊임없이 접촉하면서 매우 중요한 역할을 하고 있다.

피부를 통과하는 방법은 크게 두 가지이다.

첫째는 땀샘이나 모낭 등 피부조직에 있는 미세한 구멍 등을 통하는 방법으로 수용성 분자도 쉽게 통과할 수 있지만, 전체 피부 면적의 약 0.1%에 불과하다는 한계가 있다.

대표적인 것이 카페인(Caffeine)이다. 카페인은 두피 침투력이 앞에서도 잠깐 언급했듯이 매우 좋은 것으로 여러 연구 결과에 의해 밝혀졌다. 약 2분의 짧은 두피 접촉으로도 표피를 지나 진피까지 도달한다는 것이다.

그런데 카페인은 수용성 성분으로, 지방과는 말 그대로 물과 기름의 관계이다. 두피 지방을 통해서는 통과하지 못한다는 것이고, 모낭의 구멍들을 통해서 통과한다는 것을 시사한다.

여기서 한 가지 생각해 볼 문제가 있다. 카페인은 피부에도 매우 유익하고 침투력까지 좋으니 샴푸 등에 함유하는 경우가 최근에 부쩍 늘어났다. 그런데 샴푸에 카페인을 넣으면 두피에 좋은 카페인만 피부를 통과하는 것이 아니라, 샴푸 성분의 대부분인 합성 계면활성제 등 두피에 나쁜 성분까지도 두피를 통과할 수밖에 없을 것이다. 득보다 해가 훨씬 큰 방법이라고 생각된다.

둘째는 이러한 미세한 구멍 이외의 피부조직을 통과(Penetration)하는 방법으로, 일반적인 경우이다.

두 번째 방법도 다시 두 가지 방법이 있다. 하나는 각질세포 사이의 지방을 통해 좀 더 자연스럽게 스며드는 방식이고, 다른 하나는 각질세포를 파괴하면서 피부 속으로 침투하는 것이다.

탈모 치료제로 가장 많이 쓰는 일종의 혈관 확장제인 미녹시딜 2%, 5%는 피부를 통과하지 못하므로 피부 침투 촉진제로서 에탄올과 프로필렌글리콜(PG)이라는 석유 추출물을 80% 정도 함유시키는 것이 보통인데, 이러한 첨가제가 피부 건조증과 가려움증 등 부작용을 유발하기도 한다.

에탄올과 PG, 두 물질은 극성(Polar)이 있는 물질이다. 이에 반해 피부조직 사이의 지방은 무극성(Non-polar)이다.

참고로 물(Water)도 극성이 있어서 건강한 피부에 닿으면 스며들지 않고 피부에 맴돌게 된다. 서로 성질이 다른 물질들은 밀어내는 특성이 있기 때문이다. 이런 특성으로 인해 우리가 목욕탕이나 수영장의 물속에 오래 있어도 우리 몸이 물이 스며들어 부풀어 오르지 않는다.

따라서, 이 두 물질이 피부조직의 지방과는 다른 극성을 가졌음에도 불구하고 피부를 통과한다는 사실은 피부조직에 자연스럽게 스며드는 방식이 아닌, 피부의 방어벽을 파괴하는 방식일 가능성이 크다는 점을 시사하는 것이다.

아무튼, 바르는 미녹시딜을 탈모 부위에 바를 경우에 가려움증, 피부 벗겨짐 같은 부작용이 발생하는 것은 피부조직 파괴와 상관성이 있을 것이다.

피부 침투 촉진제는 피부를 통과하는 과정에서 피부조직을 손상시키는 경우가 있고, 이것이 피부 가려움증을 유발하기도 한다. 즉, 일반적으로 피부조직을 많이 손상시킬수록 가려움증 등 부작용은 심해지는 것이다.

가급적 피부 방어벽을 파괴하지 않고 유효한 물질을 피부 속까지 침투시키기 위한 노력들이 계속되고 있다. 즉, 계속된 새로운 약효 전달 시스템(Noval Drug Delivery System, NDDS) 연구가 매우 활발히 진행되고 있는 것이다. 그러나 아직 충분한 성과는 얻지 못하고 있는 실정이다.

각각의 피부 투과 촉진제가 작용하는 과정에 대해서는 정확하게 밝혀져 있지 않다. 다만, 몇 가지 경로를 추정하고 있다.

- 잘 조직화된 각질층과 각질세포 사이의 지방 조직의 분해
- 세포 사이의 단백질과의 상호작용을 통한 Modification
- 함께 투여된 약물의 분해

이와 관련한 3가지 과정은 아래 그림(참고 문헌 25)과 같다.

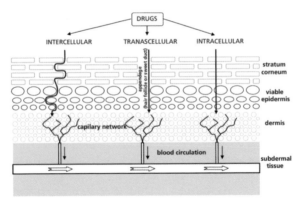

Drug permeation routes across the skin.

우리의 피부는 신체 부위마다
두께 및 구조의 차이가 있다

우리의 신체 부위 중 가장 두꺼운 부분은 손바닥과 발바닥이다. 다른 신체 부위의 표피(Epidermis)는 각질층 – 과립층 – 유극층 – 기저층 4개 층으로 구성되어 있다.

그러나 손바닥과 발바닥은 각질층과 과립층 사이에 '투명층'이라는 한 개의 층이 더 있어 5개 층으로 구성되어 있다. 투명층에는 'Eleidin'이라는 성분이 들어있어 다른 신체 부위보다 자외선과 수분 침투를 더 강하게 차단해 준다.

그래서 아무리 야외활동을 많이 하더라도 손바닥과 발바닥은 검게 타지 않고, 물에 오래 있을 때 쭈글쭈글해지는 부위가 손바닥과 발바닥이기도 하다.

우리는 활동을 하면서 걸어야 하고 무언가를 들기도 하고 만지기도 하여 외부 물질과 직접적으로 가장 접촉이 많은 부위가 손바닥과 발바닥이라는 점을 감안하면 왜 손바닥과 발바닥이 신체 부위 중 가장 두꺼운지 나름 이해가 간다.

반대로 피부가 가장 얇은 부위가 눈꺼풀이다. 눈을 감아도 미세한 불빛의 변화까지도 감지할 수 있을 정도이다. 얇은 피부이지만 가장 중요하다고 생각되는 신체 기관인 눈을 보호하는 기능을 담당하고 있다.

이와 같이 눈꺼풀은 눈을 보호하는 중요한 기능을 하면서 두께마저 얇으니 눈꺼풀 주위에는 가급적 자극이 강한 화학제품이나 화장품을 바르지 않는 것이 좋을 것이다.

한편, 피부 측면에서 특이한 특성이 있는 곳 중 하나가 입술이다. 입술에는 각질층이 없어 입술이 붉게 보인다. 겨울철과 같은 날씨가 건조하고 매우 추운 날에는 입술이 잘 부르트는 이유이기도 하다.

이와 같이 신체 부위 피부마다 두께 등 나름의 특성이 있다. 우리의 두피에는 모공이 많고, 피지의 분비량이 상대적으로 많고, 쉽게 염증이 발생하는 특성이 있다.

두피의 pH는 5.5인 약산성이다. 거기에 맞는 제품을 사용하는 것이 좋다

pH는 산도를 나타내는 지표이다. 0부터 14까지의 숫자로 표시된다. 중립값은 물(Water)과 같은 7이다. 값이 커질수록 알칼리성을 나타내고, 낮을수록 산성을 나타낸다. 예컨대, 11 이상이면 강알칼리성을, 3 이하이면 강산성을 의미한다.

두피를 포함한 피부 건강은 산성도와 매우 밀접한 관련이 있다. 건강한 피부 상태는 약산성인 pH 5.5이기에 pH 5.5 제품을 사용하는 것이 가장 좋다. pH가 지나치게 낮아지면 유분이 너무 많아져서 피부가 끈적임이 있어 좋지 않고, pH가 5.5보다 높아지면 피부가 건조하게 되어 탈모의 원인이 된다.

pH 5.5를 유지할 때 피지와 땀의 유수분의 비율이 적절하게 유지되는 피지막이 형성되어 피부에 좋다. 특히, 알칼리 제품은 두피에 좋지 않고 부담을 주기 때문에 탈모의 원인이 된다. 참고로, 적절한 수분과 유분의 비율은 7:3이다.

즉, pH가 높아지면 ①피부가 건조해지고 ②피부의 천연 보호막이라고 할 수 있는 '피부의 산성막 형성을 방해'하고 ③세균과 곰팡이가 잘 자라고 ④각질층을 구성하는 케라틴, 콜라겐 등 단백질의 변성(transform)을 초래하여 피부 구조를 파괴하게 된다.

pH는 나이가 들수록, 기온이 낮아질수록, 낮보다 밤에 알칼리성으로 변한다. pH가 높아진다는 것은 피부가 건조함을 의미한다. 건조한 것은 피부에 매우 좋지 않다. 지방산 성분이 많은 제품을 사용하는 것이 좋다.

실제로 만성 여드름 피부는 대개 7.5, 아토피 피부는 8.5 이상의 알칼리 수치를 나타낸다. 일반적인 목욕 비누는 9~11의 알칼리성을 띠기 때문에 얼굴에 사용했을 경우 피부 건조와 트러블을 유발하는 것이다.

어떤 사람들은 합성 계면활성제가 잔뜩 들어있어 두피에 좋지 않은 샴푸를 사용하는 대신 세탁비누나 세안 비누로 머리를 감는다고 한다. 그러나, 보통 세탁비누는 pH 11~13의 강한 알칼리성을 띠고 있으므로 오히려 샴푸보다도 좋지 않고, 머리카락도 뻣뻣해지면서 상하게 하므로 사용하지 않는 것이 좋다.

pH가 높아야 세정력이 좋아지기 때문에 세제용 제품들은 pH가 대체로 꽤 높다.

시중에 판매되는 샴푸의 약 90%는 알칼리성 제품이지만 약산성 제품들도 유통되고 있으니 가급적 약산성 제품을 사용하는 것이 좋다.

우리가 두피나 피부에 사용하는 모든 제품의 pH를 일일이 점검하는 것은 너무나 번거로운 일이다. 그러나, 매일같이 사용하는 제품이라면 한번 확인해 볼 필요도 있다. pH가 표시되어 있지 않다면, 리트머스 종이를 구입해 알아보면 간단하다. pH가 낮을수록 붉은색으로, 높을수록 보라색으로 변할 것이다.

리트머스 종이는 가까운 문구점이나 인터넷에서 쉽게 구입할 수 있다.

참고로, 산도(pH)를 조절할 수 있는 물질이 '구연산'이다. pH가 2~3으로 강한 산성을 지니고 있고, 매실, 감귤, 레몬 등에 있는 유기산이다.

머리카락의 구조 및 관리

모낭은 세포분열을 하여 머리카락을 자라나게 한다. 그러나, 우리 눈에 보이는 '모간'이라고 불리는 머리카락(Hair shaft)은 죽은 세포들로 구성되어 있다.

머리카락의 내부는 횡단면으로, 3개의 원심형의 층으로 구성되어 있다.

가장 가운데 중심에는 모수질(medulla)이라는 심이 있고 그 주위에는 머리의 유연성과 두께를 좌우하는 모피질(cortex)이 감싸고 있다.

모피질(cortex)은 피질세포(케라틴 단백질)와 세포 간 결합 물질(말단 결합·펩티드)로 구성되어 있으며 모발 대부분(85~90%)을 차지하고 있다.

모피질은 멜라닌 색소를 함유하고 물과 쉽게 친화하는 친수성으로 펌, 염색 시에는 모피질에 변화를 가하는 것이다.

모피질을 마치 물고기의 비늘 모양처럼 감싸고 있는 것이 모표피(Cuticle)이다.

모표피(Cuticle)는 4~20개의 모표피가 겹쳐 있는데 현미경으로 외측에서 볼 수 있는 모표피는 모표피 길이의 20% 전후이고 80%는 순차적으로 겹쳐 있다.

모표피(Cuticle)의 이런 모양의 특성으로 인해 긴 머리카락을 뽑아 바깥 방향으로 미끄러지듯 만져 보면 매우 부드러운 느낌이 들지만, 반대 방향으로 했을 경우에는 뭔가 걸리는 느낌이 든다.

한 장의 모표피(Cuticle)에도 각기 다른 성질이 있는데 외수피는 친유성이고 내수피는 친수성이다. 모표피는 색깔이 없는 투명층이며 전체 모발의 10~15%를 차지하며 두꺼울수록 모발은 단단하고 저항성이 높다.

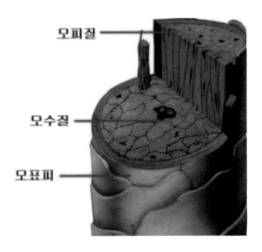

모피질 ——
모수질 ——
모표피 ——

모표피(cuticle)는 머리카락의 광택과 감촉을 결정하는 역할을 한다. 린스가 작용하는 부위이기도 하다. 즉, 린스는 모표피를 양이온성 합성 계면활성제로 코팅해 줌으로써 머리카락을 부드럽고 윤기 나게 하는 것이다.

보통 머리카락은 피부와 비슷하게 산도(pH)가 4.5~5.5로서 약산성이다. 이때 pH8~9의 알칼리성인 비누를 사용하게 되면, 산도의 차이로 머리카락의 큐티클이 손상된다.

또한, 염분은 큐티클에 흡수돼 모발을 뻣뻣하게 하고 건조하게 하므로 바다에서 수영 등을 즐긴 후에는 곧바로 염분 등을 깨끗이 씻어낼 필요가 있다.

머리카락을 길게 기를수록 여러 가지 요인으로 손상되기 쉽다. 머리카락 끝부분이 갈라지기도 하고 도중에 쉽게 끊어지기도 한다.

그리고 한번 손상된 머리카락은 원상회복도 되지 않는다. 손상된 머리카락을 잘라내고 다시 기르는 방법밖에 없다.

남성들은 머리카락이 짧은 만큼, 설령 머리카락이 손상되더라도 좀 잘라내면 금방 회복되므로 머리카락이나 머릿결에 거의 신경을 쓰지 않아도 되지만, 여성들의 경우 길고 아름다운 머리카락을 유지하기 위해서는 많은 시간과 노력이 필요한 것이다.

참고로, '해바라기씨 오일'은 모발 섬유에 잘 침투하여 모발을 손상으로부터 보호하기 위한 얇은 코팅을 해 주어 천연 린스 또는 헤어토닉과 같은 기능을 하고, 모발을 윤기 있게 하며, 표면 마찰(정전기)을 줄여 모발의 곱슬거림을 방지해 주는 머리카락 보호의 훌륭한 기능을 한다.

더욱이 해바라기씨 오일의 풍부한 불포화지방산들은 두피와 머리카락에 보습 효과를 주기 때문에 모발을 정화하는 동안에도 모발에 수분을 공급하여 도움을 준다. '알로에 젤'도 해바라기씨 오일과 비슷한 기능을 한다.

자외선을 차단해 주고
피부색도 결정하는 멜라닌 색소

태양 빛은 생명 유지에 반드시 필요하다. 그러나, 자외선은 우리 신체의 세포를 파괴하고 변형시키는 역할을 한다. 일종의 산화 과정이라고 할 수 있다.

자외선은 '광노화(Photo-aging)'를 초래하여 피부와 두피를 급속하게 늙게 만들어 버린다. 농사일 등으로 햇빛을 많이 받을 수밖에 없는 시골 분들이 도시 사람들에 비해 같은 또래의 나이임에도 불구하고 피부가 훨씬 늙어 보이는 이유이기도 하다.

이뿐만이 아니다. 자외선은 흑색종이라는 피부암을 유발하기도 하고 심지어 우리 신체의 매우 중요한 역할을 하는 면역 체계에까지 악영향을 미친다. 피부암 발생은 50세 이상부터 급격하게 증가하는 경향이 있다. 즉, 고령이 될수록 위험성이 커지고 60, 70대에는 특히 주의하여야 한다.

한편, 철을 오래 두면 녹이 나는 '산화 현상'이 나타난다. 우리의 피부도 마찬가지이다. 햇빛에 노출되면 산화 현상이 발생한다. 그래서, 화장품 등에 비타민A, C, E 등이 들어있는 '항산화제'를 넣는 것이다.

아프리카 흑인들의 피부가 까만 것은 아프리카의 강한 태양 빛으로부터 자신을 보호하기 위해 우리 신체의 색소세포인 멜라닌생성세포

(melanocyte)가 멜라닌이라는 색소를 많이 생성하였기 때문이다.

 즉, 멜라닌은 빛을 흡수하고 자외선을 차단함으로써 우리 신체의 세포를 자외선으로부터 보호하기 위해 존재하는 것이다.

 멜라닌생성세포(melanocyte)는 우리 피부의 표피층(Epidermis)의 가장 아래층인 기저층에 자리 잡고 있다. 이들은 우리 피부가 자외선에 노출되면, 각질세포 등을 보호하기 위하여 피부 표면 쪽으로 멜라닌을 활발하게 생산해 내는 것이다.

 우리가 야외활동을 하다가 햇빛에 장시간 노출된 이후에 피부가 까맣게 되는 것이 이러한 이유 때문이다.

 지상으로부터 15~30km 높이의 성층권에 오존층이 있다. 오존층은 자외선을 흡수하는 역할을 하므로, 오존층이 파괴되어 그 밀도가 낮아지게 되면 지구에 도달하는 자외선이 그만큼 많아지게 되는 것이다.

 오존층이 환경 오염 등으로 지속적으로 감소하고 있으며, 특히 봄철에는 오존층의 급격한 감소하는 경향도 있다고 한다. 오존층 파괴의 주범은 냉장고 또는 에어컨의 냉매로 쓰는 염화플루오린화탄소(CFCs)라는 물질이다.

 동물들은 강력한 태양 빛이 있을 때에는 자외선을 피하기 위하여 나무 그늘 아래 등으로 몸을 피할 수가 있다. 반면에 움직일 수 없는 식물들은 온전히 자외선에 노출되어 있을 수밖에 없다. 그래서 식물들은 자신의 세포들을 보호할 수 있도록 다양한 '항산화 성분' 등을 풍부하게 생산하여 함유하고 있다.

사과같은 과일의 경우, 과육을 보호하기 위해 항산화 성분은 주로 껍질부위에 집중되어 있다. 그런데, 우리는 항산화성분이 풍부한 껍질은 버리고, 과당이 풍부한 과육 위주로 섭취한다. 건강까지 챙기려면 당연히 껍질까지 먹는 것이 좋다.

산화는 피부에 한정되는 개념이 아니다. 우리 몸속에서도 활성산소에 의한 산화 과정이 일어난다.

산화된다는 것은 피부와 우리의 신체가 녹이 슬어간다는 의미와 같다. 직설적으로 표현하면, 산화되고 녹이 슬어 간다는 것은 시간이 흐름에 따라 우리의 육체가 죽어간다는 것이고, 속도의 차이는 있지만 이는 어느 누구도 피할 수 없다. 그러나, 노력을 하면 어느 정도는 늦출 수는 있을 것이다. 따라서, 우리 동물들에게는 부족하지만 식물들에 풍부한 항산화 성분을 활용하는 것은 매우 유익한 것이다. 즉, 식물의 항산화 성분을 먹기도 하고 바르기도 해야 하는 것이다.

멜라닌에는 두 가지 종류가 있다. 검은색과 갈색을 지니면서 럭비공 모양을 하고 있는 상대적으로 튼튼한 '유멜라닌(eu-melanin)'과 빨간색과 보라색을 지니면서 원형 모양을 하고 있는 '페오멜라닌(pheo-melanin)'이 있다.

멜라닌 색소의 전체의 양은 인종에 따라 크게 차이가 없다고 한다.

다만 위 두 종류의 멜라닌의 비중이 다른 것이다. 흑인종은 유멜라닌의 비중이 월등히 높고, 백인종은 페오멜라닌의 비중이 월등히 높고, 우리 황인종은 중간정도인 것이다.

우리 피부가 신체 부위마다 두께 등의 차이가 있듯이, 멜라닌 색소의 분포도 신체 부위마다 차이가 있다. 피부(skin), 머리카락(hair), 눈(eyes)은 Eu-melanin의 비중이 높은 부위에 속하고, 입술(lips), 유두(nipple)는 Pheo-melanin의 비중이 높다.

여성들 중에는 백옥같은 하얀 피부를 갖고 싶어 하는 사람들이 있다. 이를 위해 맞는 주사를 '백옥주사'라고 한다. 백옥주사에는 '글루타치온'이라는 물질이 들어있어 유멜라닌보다는 페오멜라닌의 생성을 많게 해 준다.

글루타치온은 간에서 생성되는데, 이를 제 기능을 할 수 있는 '환원형'으로 유지하도록 하는 물질이 비타민C이다. 즉, 비타민C가 간접적으로 '미백 기능'을 하는 것이다.

만약, 글루타치온을 공급하는 간이 손상되거나 비타민C가 부족하면, 당연히 얼굴 등 피부색이 까맣게 될 것이다. 따라서 자외선에 노출되지 않았음에도 갑자기 얼굴이 검게 보인다면, 간 건강 등에 문제가 없는지 의심해 보아야 한다.

남성과 여성의 피부 중 어느 쪽이 더 좋은 피부일까

누가 얼굴이 두껍다는 표현을 쓰면, 그 사람은 다른 사람 눈치를 거의 보지 않는다는 의미로 받아들여진다. 각 개인마다 다 다를 것이다.

성(性)에 따라 생각해 보면, 여성이 남성들보다 부끄러움도 많이 느끼므로 남성의 얼굴이 더 두꺼울 것 같다는 생각이 든다.

그런면, 과학적인 측면에서 남성과 여성의 피부 중 어느 쪽의 피부가 '기능상' 더 좋은 것일까 의문이다. 결론부터 말하면 여성의 피부가 남성보다 훨씬 좋다.

독일의 과학자들이 여성의 피부 및 두피가 남성보다 훨씬 강하다는 것을 입증하였다. 그 이유는 남성 호르몬인 '테스토스테론'이 천연 피부 장벽을 현저히 약화시켜 수분 증발(피부 건조)을 유발할 뿐만 아니라, 손상된 피부의 회복도 매우 느리게 한다는 것이다. 실제로 탈모의 발생 비율을 보면, 남성이 여성의 약 두 배의 확률로 많다.

그러면 인종별로는 어떤지 궁금해진다. 여기서도 결론부터 말하면 피부가 검을수록 좋은 피부이다. 즉, 흑인종의 피부가 황인종의 피부보다 좋고, 황인종의 피부가 백인종의 피부보다 더 좋은 것이다.

백인종의 피부가 가장 얇고 천연 자외선 차단제라고 할 수 있는 '멜라닌 색소'의 기능도 가장 낮다. 피부암에 걸릴 확률도 가장 높고, 탈모도 가장 많다.

 우리가 가끔 바닷가 모래밭에 누워 햇볕을 쬐고 있는 백인들의 장면들을 보는 경우가 있다. 매우 한가롭고 낭만적인 모습이다.

 그러나 과학적으로만 보자면 그렇게 하면 피부 건강에는 매우 안 좋다. 백인들은 햇빛의 자외선과 피부암에도 매우 취약하기 때문이다. 자외선 차단제를 충분히 바르지 않은 채 강력한 태양의 모래밭에 누워 있으면 매우 위험하다.

 결론적으로 말하면, '흑인 여성'의 피부가 가장 두껍고 기능상으로도 가장 좋다. 흑인 여성이 탈모가 있거나 피부암에 걸릴 확률은 그만큼 낮은 것이다. 노화 현상도 당연히 가장 느리게 진행될 것이다.

 저자가 여기서 언급한 내용은 성차별이나 인종차별적인 것으로 오해하지 말기를 바란다. 오직 피부의 기능적인 측면을 과학적인 관점에서 봤을 때 그렇다는 사실만 말씀드리는 것이다.

탈모 방지와 피부 미용을 위해서는 햇빛을 피하는 게 상책이다

 태양 광선은 식물의 광합성 작용에 필수적이다. 인간에게도 햇빛이 정신적·신체적으로 매우 중요하고 유익한 기능을 한다.

비타민D를 '태양 비타민'이라고 한다. 햇볕을 쬐면 생성되기 때문이다. 비타민D는 면역 체계를 강화해 주는 기능을 한다. 부족하면, 영아의 경우 두개골이 물러지고, 뼈가 비정상적으로 성장하는 '구루병'에 걸린다. 그렇다고 많다고 꼭 좋은 것은 아니다. 과하면 간에 축적되어 고칼슘 혈증, 식용부진 등 부작용을 초래한다.

한편 특이한 것은 비타민D가 부족하게 되면 '비만'을 초래한다는 것에 대해서는 공감대가 형성되어 있으나, 보충제를 먹으면 허리둘레가 날씬해지느냐에 대해서는 아직 논란이 되고 있다.

그런데, 일반적인 사회생활을 하는 사람들이 비타민D가 부족한 경우는 드물다. 한마디로 정상적인 사회생활을 하는 사람이라면, 가급적 햇빛은 피하는 게 득이다. 예외적으로 햇빛을 거의 쬐지 못하는 사람들은 햇빛이 전체 건강을 생각할 때 유익할 것이다.

인종 간의 피부의 성능은 다르다. 에비앙이라는 잘 알려진 회사가 피부에 뿌리는 소형 미네랄워터를 만들어 냈을 정도로 서양인의 피부는 건조하다고 한다.

여기서 계속 피부에 대해서 언급하고 있다. 이를 두피나 탈모로 직역하여도 무방할 것이다. 모두 피부조직이기 때문이다.

피부가 건조한 것은 매우 좋지 않고 '자외선은 피부(두피와 머리카락)의

적'이라고 생각하면 된다. 자외선은 DNA와 피부의 주요 구성 물질인 '단백질을 변형(trasform)'시킨다.

외부에서 육체적인 노동을 하는 사람들을 보면 검게 그을린 피부에 상당한 근육을 갖추고 있어 무척 건강하게 보인다. 실내의 책상에만 앉아서 온갖 정신적 스트레스를 받고 있는 사람들보다 종합적으로 보면 실제로 훨씬 건강할 가능성이 크다. 그러나 피부에 한정해서 보면 꼭 그런 것만은 아니다.

탈모를 방지하거나 피부를 예쁘게 유지하기 위해서는 강한 햇빛은 피하는 게 상책이다. 야외활동을 할 경우에는 모자를 착용하는 것이 좋다. 모자를 착용하지 못할 상황이라면 탈모인들은 자외선 차단제라도 두피에 바르는 것이 좋다.

그런데 탈모에 대해 매우 신경을 쓰는 사람들이 야외활동을 할 때 자외선 차단제를 얼굴이나 손등에는 바르지만, 정작 중요한 곳인 두피에는 바르는 것을 저자는 한 번도 본 적이 없다.

특히, 탈모가 있는 사람들은 자외선을 막아 줄 차단막인 머리카락마저 부족한 만큼 더욱 신경을 쓰는 것이 좋다.

유럽의 장기 노선을 운전하는 한 버스 기사가 오전에 출발할 때는 오른쪽 뺨이 햇볕에 노출되었다. 그런데, 오후에 돌아올 때는 반대 방향임에도 이제 해가 바뀌어 다시 오른쪽 뺨이 햇볕에 노출되었다. 이런 과정을 장기간 반복하다 보니 만화 영화에나 나올 법한 얼굴이 되었다고 한다. 오른쪽 뺨만 노화가 급격히 이루어진 것이다.

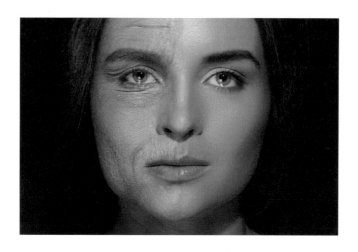

자외선 차단제는 안전한가

　자외선 차단제는 독성을 갖고 있다. 오죽하면 광선을 막아 주겠는 가. 서양인들은 피부암에 대한 공포가 크기 때문에 상대적으로 자외 선 차단제에 대해 관대하다. 피부암의 피해가 자외선 차단제의 독성 보다 크다고 생각하기 때문이다.

　황색 인종에 속하는 우리는 천연 자외선 차단제인 색소세포 등으로 피부암에 걸릴 확률이 서양인에 비해 훨씬 낮다. 따라서, 자외선 차단 제를 서양인만큼 많이 사용할 필요는 없는 것이다.

　자외선 차단제의 종류는 두 가지가 있다. 맑은 색깔을 갖고 있으면서 피부에 흡수되도록 한 '흡수형'과 뿌연 색깔을 갖고 있으면서 피부에 흡수되지 않는 '산란형'이 있다. 흡수형이 피부에 더 나쁜 영향을 미친다.

자외선 차단 지수를 나타내는 SPF(Sun Protecting Factor)는 수치가 높다고 해서 꼭 비례해서 자외선 차단이 잘되는 것은 아니다. SPF 15 이상에서는 자외선 방어 효과가 거의 올라가지 않고 비슷비슷하다.

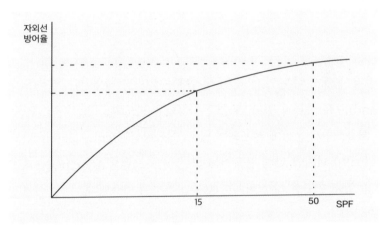

【그림】 SPF와 자외선 방어율 관계

SPF가 높아지면 독성도 그만큼 더 높아질 가능성이 커지므로 SPF 15 이상의 것 중에서 너무 높지 않은 제품을 골라 사용하는 것이 무난할 것이다.

피부가 연약한 어린아이들이나 노인들이 자외선 차단제를 바를 경우에는 피부에 기름기가 있는 제품을 바르고 이를 조금 닦아 낸 후 그 위에 자외선 차단제를 바르는 것이 좋다. 자외선 차단제가 그만큼 독하기 때문이다.

자외선 차단제도 오래 바르고 있으면 피부에 나쁜 영향을 미친다. 그러나 자외선에 노출되는 것보다는 더 좋다. 자외선 차단제를 사용한 후에는 정말 깨끗이 씻어내야 함은 물론이다.

정수리 냄새 등 몸에서 나는 고약한 냄새들

먼저 '몸에서 나는 악취' 하면 생각나는 것이 땀 냄새이다. 땀샘(Sweat gland)은 두 종류가 있다. 모공과는 독립된 별도의 구멍(땀구멍)으로 땀을 배출하면서 온몸에 분포되어 있는 '에크린샘(Eccrine gland)'과 모공을 통하여 피지와 함께 땀을 배출하는 '아포크린샘(Apocine gland)'이 있다. 앞서 언급한 대로 피지도 모공을 통하여 배출된다.

에크린샘에서 나오는 땀은 주로 신체 온도를 조절하기 위한 것으로서 염분, 노폐물, 이산화탄소가 포함되어 있지만 거의 냄새가 나지 않는다.

에크린샘에서 나오는 땀에는 염분이 포함되어 있다. 염분은 우리 신체 기능을 유지하는 데 매우 중요하다. 그래서, 에크린샘에서 나오는 일반적인 땀은 거의 80% 수준의 염분을 우리 몸으로 재흡수한 후에 땀을 배출한다.

그러나 운동 등으로 단기간에 갑자기 땀을 많이 흘리는 경우에는 염분 재흡수율이 약 30%로 낮아진다. 갑자기 땀을 한꺼번에 많이 흘리면, 염분농도가 높은 땀으로 인하여 두피의 PH가 높아지게 되고 이로 인하여 '모낭염' 등이 발생하게 된다.

따라서, 서서히 흘린 땀은 피지와 어우러져 보습효과 등 긍정적 역할을 하므로 좀 시간이 지난 뒤에 씻어도 되지만, 짧은 시간에 땀을 많이 흘린 경우에는 가급적 빨리 씻어내는 것이 좋다.

한편, 겨드랑이와 생식기에 많이 분포되어 있는 아포크린샘에서 나오는 땀은 지방이 포함되어 있어 시간이 좀 지나면 산화 및 세균 등에 의해 악취가 나게 된다. 개인적으로 겨드랑이에서 유달리 심한 악취가 난다면 이는 여러 원인에 의해 아포크린샘 자체가 오염된 경우에 해당한다. 너무 심하면 아포크린샘을 제거하는 수술을 받아야 하는 경우도 있다.

아포크린샘에 문제가 발생한 경우 등 예외적인 경우는 있지만, 위와 같이 일반적으로 땀 냄새는 씻어내면 금방 냄새가 사라진다. 크게 걱정할 문제는 아니다.

그런데 씻어도 냄새가 사라지지 않는 냄새들이 있다. 씻어도 냄새가 계속 난다는 것은 피부 표면의 오염에 의한 것이 아니라는 것을 시사한다. 이런 경우에는 다른 사람들에게서도 날 수 있는 일반적인 냄새도 아니므로, 다른 사람들을 의식하지 않을 수 없게 된다.

'가령취'라고도 불리는 나이 든 남자들에게서 많이 나는, 흔히들 말하는 '홀아비 냄새'라는 것이 있다. 그 원인이 되는 물질은 '노네날

(nonenal)'이다. 노네날은 피부 표면에 산패된 피지 기름으로 쉽사리 씻기지 않고 냄새를 계속 풍긴다. 40세 이상부터 증가하기 시작하여 50~60대에 크게 높아진다. 나이가 들면서 신진대사 기능이 떨어지면서 냄새가 더 악화되는 것이다.

이처럼 피지 기름이 산패하는 이유는 피부 방어막이 약해진 데 있다. 피부가 건조하고 거칠어질수록 피부 안쪽에 있는 피지선에서 기름이 산패될 가능성이 높아진다. 몸 밖뿐만 아니라 몸 안의 피지가 산패하여 나오는 냄새이기 때문에 잘 씻는다고 해서 잘 없어지지도 않는다.

노네날은 주로 피지샘을 통해 체외로 배출되기 때문에 자주 씻으면 확실히 도움은 된다. 샤워할 때 귀 뒤나 목뒤 등 피지 분비가 많은 부위를 제대로 씻는 것이 중요하다. 귀 뒤는 피지 분비샘이 많이 몰려 있어 평소 샤워할 때 신경 써서 닦아줘야 한다.

마지막으로 탈모 및 머리카락과도 연관되어 있는 두피와 정수리 부분에서 나오는 '정수리 냄새'이다. 정수리 냄새의 원인은 크게 두 가지다.

첫째는 성조숙증 청소년의 경우로서, 성조숙증으로 과도한 안드로겐 호르몬 분비로 지방 성분의 땀 배출량이 늘어나면서 발생한다. 소위 사춘기 냄새라고도 하고, 씻고 나서도 금방 냄새가 나고 머리카락에 기름기도 많아진다.

성인의 경우에도 정수리 냄새가 유독 심한 경우가 있다. 두피는 피지가 많이 나오는 부위에 해당하는 코와 이마보다도 피지선이 2배가

량 많기 때문에 피지가 더 활발하게 분비되는 부위이다.

특히 몸에 열이 많을수록 피지가 더 많이 분비되며 이 피지가 공기 중의 먼지나 세균, 땀을 만나 정수리 냄새의 원인이 된다. 또한 몸속의 피지들이 산화하거나 곰팡이 등이 작용하여 발생하는 경우도 있다.

위에서 언급한 것들은 대부분 씻어도 냄새가 사라지지 않거나 금방 냄새가 다시 나므로 향수 등을 활용하는 것을 생각해 볼 수 있을 것이다. 그러나 향수를 과하게 뿌림으로써 오히려 불쾌한 기분이 들 수 있으며, 향수와 몸의 악취가 섞여 오히려 악효과를 낼 가능성이 크다.

따라서 위에서 본 바와 같이 몸의 악취의 원인이 피지 등의 '산화'와 밀접한 관련이 있다. 활성산소 등에 의한 산화가 만병의 근원이라고 하는 지적이 실감된다. '항산화 성분'이 들어있는 식물들을 많이 먹거나 발라주면 도움이 될 것이다.

그런데, 이러한 각종 불쾌한 냄새를 없어주는 식물이 있다. '천연탈취제'인 녹차(green tea)가 그것이다. 이러한 사실을 알고 있는 일부 사람들은 냉장고 등에서 나오는 각종 냄새를 잡아주기 위해서 녹차를 마신후에 녹차를 우려낼 때 사용했던 녹차티백을 재활용하여 냉장고에 넣어주기도 한다.

따라서, 녹차 달인 물로 냄새가 나는 우리의 신체 부위를 씻거나 그 부위에 뿌려주면 매우 효과가 좋을 것이다. 여름철 고약한 발 냄새도 잡아준다. 녹차에는 EGCG라는 매우 강력한 항산화 성분이 함유되어 있기 때문이다.

탈취 목적으로 사용할 녹차는 차용으로 마시고 남는 티백 등을 재활용하는 것은 별론으로 하면, 마시는 용의 고가의 녹차를 사용할 이유가 없다. 녹차의 가격은 정말 천차만별이다. 만 배의 차이가 난다고 생각된다.

차용으로 채취하고 녹차 나무에 남은 잎을 채취한 거친 녹차 잎은 1kg에 1만 원 이하로 구입할 수 있다. 신체부위에서 나오는 각종 냄새들로 인해 고민이 많은 사람들은 이런 저렴한 녹차잎을 구입하여 장기적으로 사용하면 될 것이다. EGCG는 수용성이므로 높은 온도로 끓일수록 추출이 잘 된다. 녹차 잎을 높은 온도에서 한참 팔팔 끓인 후에 뿌려주거나 발라주면 된다.

녹차는 피부에도 매우 좋은 성분들을 많이 함유하고 있으므로, 녹차 끓인 물로 씻어주면 냄새를 없애줄 뿐만 아니라 피부에도 도움이 되는 '일석이조의 효과'를 누릴 수 있을 것이다.

탈취효과와 관련하여 꼭 소개하고 싶은 식물이 하나 더 있다. 바로 앞서 언급한 '천궁'이다. 저자는 천궁 말린 것을 사무실 책상 위에 놓아 두었다. 강하지도 약하지도 않는 천궁에서 발산하는 은은한 한약 냄새가 참 좋다.

천궁도 탈취효과가 있을 뿐만 아니라, 천궁향에는 '알칼로이드(alkaloid) 성분'이 포함되어 있어 심신의 안정에까지 도움을 주는 효과가 있기 때문이다. 스트레스, 불안, 초조, 신경질 등의 증상이 있는 분들이 천궁을 가까이 두고 지내면 마음이 평안해지고 안정되는 것을 느낄 수 있을 것이다.

물론, 스트레스 등이 탈모의 한 주요 원인인 만큼, 탈모 예방과 치료에도 도움이 될 것이다.

샴푸의 주성분은 탈모의 요인인 합성 계면활성제임을 명심하자

계면활성제(surfactant)는 쉽게 말하면 비누 성분이다. 계면활성제는 기름에 친한 '친유성기'와 물에 친한 '친수성기'를 한 분자 내에 모두 가지고 있어 양쪽 모두와 친하다.

이 원리를 좀 유식하게 학문적으로 표현해 보자.

우리가 흔히 물과 기름 같다는 표현을 한다. 양자가 성질이 완전히 달라 서로 섞이지 못하는 특성이 있기 때문이다. 물과 기름을 함께 섞어 놓으면 물 따로 기름 따로이다. 물은 극성(Polar)을 갖고 있는 반면, 기름은 무극성(Non-polar)의 특징이 있고, 서로 같은 성질을 갖는 물질들끼리만 뭉치려는 끼리끼리의 성향이 강하기 때문이다.

따라서 계면활성제가 물에 녹으면 친유성기가 기름때를 붙잡아 감싸는 역할을 하고 떨어져 나온 기름때를 친수성기가 물로 잡아당겨 피부나 옷감에서 기름때 등을 분리하는 것이다. 즉, '세정력'이 좋은 것이다.

계면활성제는 이와 같이 다른 성질의 물질이 만나는 표면(계면)에서 활동할 수 있는 수용성과 지용성 분자를 동시에 지니고 있다.

물과 기름이 함께 들어있는 병을 보면 물 따로 기름 따로이다. 그런데, 이것을 힘차게 흔들어 보면 물 사이에 기름이 섞이게 되어 뿌연 색깔을 띠게 된다. 이와 같이 물과 기름이 섞인 상태를 '에멀션(Emulsion) 현상'이라고 한다.

그러나 시간이 지나면 다시 물 따로 기름 따로의 상태가 된다. 에멀션 현상을 지속시키고 안정화시키는 것은 매우 중요하다. 이것을 '유화작용'이라고 한다.

예컨대 대부분의 성분이 물과 기름인 화장품이 물 따로 기름 따로라고 하면 사용할 수가 없을 것이다. 이와 같이 물과 기름과 같이 성질이 다른 물질들을 잘 섞이게 하는 것도 계면활성제인 것이다.

한편 계면활성제는 친수성과 친유성을 동시에 갖는 특성으로 인하여 우리 피부에 쉽게 침투하는 피부침투력이 매우 좋다.

피부의 각질층(stratum corneum)은 수분의 통과를 막는 강한 방어벽(strong barrier) 성질이 있다는 점에 대해서는 앞부분에서 충분히 언급하였다.

즉, '**수용성**' 성질을 갖는 물질은 피부를 가장 통과하기 어렵다. 반면에 '**지용성**'을 갖는 물질은 각질층의 사이 사이에 있는 지방에 녹으므로 수용성보다 피부통과를 훨씬 쉽게 할 수 있다.

그런데, 수용성과 지용성의 성질을 동시에 갖고 있는 '계면활성제'는 지용성 성분보다도 훨씬 더 쉽게 피부를 통과하는 특성이 있다. 이는 진피(dermis)까지 도달하는 과정에서 지방층이 주요 장벽이 되지만, 이를 통과하고 나면 다시 수용성 성분들이 모여 있는 층도 통과하여야 하기 때문이다. 즉, 계면활성제는 여타 물질에서는 찾아 보기 어려운 놀라운 피부통과 능력을 갖고 있는 것이다.

그러나, 이러한 피부통과 능력은 유용하게 활용될 수도 있지만, 현실에서는 독이 되는 경우가 훨씬 많다.

예컨대, 우리가 주로 사용하는 합성 계면활성제는 피부 침투 과정에서 피부조직의 단단한 각질층과 피지막을 파괴하고 촘촘한 구조를 서서히 무너뜨려 피부 속 수분 증발을 촉진하고 피부를 빠르게 건조하게 만들어 주름이 생기게 하고 노화를 진행한다. 주부습진도 이러한 부작용의 일종이다.

아무튼, 계면활성제의 비율이 높아야 세정력 또한 좋아진다. 계면활성제 함유 비율은 샴푸는 20%, 주방용 세제는 24%, 가루 세제는 33% 정도이다.

합성 계면활성제는 놀라울 정도로 피부 침투력이 강하기 때문에 피부 장막과 체내의 단백질을 서서히 파괴하여 트러블을 야기한다. 샴푸와 린스의 계면활성제도 단백질 변성 작용 등으로 비듬, 가려움증, 건성 습진뿐만 아니라 탈모를 유발하는 매우 중요한 요인이다.

합성 계면활성제는 독성(Toxicity)이 있다. 2018년 일본 요코하마에 있는 요양 병원의 한 수간호사가 무려 40여 명이 넘는 노인을 살해한 매우 충격적인 사건이 있었다. 더욱 충격적인 것은 살해 수단으로 사용한 것이 '합성' 계면활성제라는 것이다. 간호사였기 때문에, '합성' 계면활성제의 독성을 알고 있었던 것이다.

'합성' 계면활성제를 한두 번 사용한다고 해서 큰 문제가 될 일은 아니다. 매일같이 사용하여 이것들이 누적될 때, 그 독성은 사람을 죽일 수 있을 만큼 강해지는 것이다.

이러한 합성 계면활성제의 악영향에 주목하여 일본의 오자와 다카하루는 『화장품, 얼굴에 독을 발라라』라는 유명한 책을 저술하였다. 이 책에서도 계면활성제 부분은 참조하였다.

합성 계면활성제는 피부 장벽을 파괴해 화장품에 포함되어 있는 화학 첨가물과 향료, 타르 색소 등을 피부 속으로 침투시켜서 '피부 침착'의 원인이 되기도 한다.

합성 계면활성제는 피부 흡수 기능뿐만 아니라, 유화작용을 하기 때문에 화장품에도 약 5% 정도가 들어가고, 미백제를 침투시키기 위한 침투제로도 활용된다.

합성 계면활성제는 샴푸든, 화장품이든 사용을 최소화하는 것이 상책이다. 노푸(No Poo, No Shampoo)를 실천하는 사람들도 있다. 이것도 하나의 좋은 대안이 되기도 한다. 그러나 막상 이것을 실천하는 것은 여간 불편한 일이 아니다. 샴푸도 나름 유용한 기능이 있기 때문에 강한 인내력을 갖지 않으면 실천하기가 어렵다. 이를 사용하지 않으면 그만큼 불편하기 때문이다.

계면활성제는 특성상 피부 침투력이 매우 좋다고 했다. 계면활성제가 표피를 지나 진피에 도달하면 어떻게 될까? 진피는 혈관이 있어서 진피에 도달한 계면활성제가 혈관을 통하여 온 신체 기관으로 전달될 것이다. 그런데 합성 계면활성제는 독성이 있는 물질이다.

합성 계면활성제는 우리 생활과 매우 밀접한 관련이 있다. 유용성이 그만큼 크기 때문에 널리 사용된다. 옷을 빨 때 쓰는 세정제, 설거지를 할 때 쓰는 세정제, 우리 몸을 씻을 때 사용하는 비누, 샴푸, 린스부터 시작하여 각종 화장품의 로션, 크림 등 사용 범위가 정말 넓다.

그리고 일상생활에서 자주 사용하는 것들이기도 하다. 합성 계면활성제가 계속해서 우리 신체 내에 매일같이 쌓이고 영향을 미친다면 그 누적된 부정적 효과는 엄청날 것만은 분명하다. 다만, 이런 부정적인 효과의 인과관계를 입증하기는 거의 불가능할 것이다.

보통 입이나 호흡을 통해 들어온 독소들은 90%가 대사 작용

(Metabolism)을 통해 배출되지만, 피부를 통해 침투된 독소들은 반대로 90%가 체내에 남아 비염, 천식, 아토피 등 각종 질병과 암을 유발할 수 있다고 한다.

세탁 후나 설거지 후 옷이나 피부에 남아 있는 합성 계면활성제가 주부습진, 불임, 기형아 출산과도 밀접한 관련이 있다. 석유를 원료로 한 합성 계면활성제가 위험한 이유이다.

이러한 문제를 해결하기 위해 합성 계면활성제를 대체할 수 있는 물질의 개발과 발견을 위해 연구 노력이 계속 진행 중이다.

오래전부터 화장품 업계와 생활용품 업계에서는 탈(脫)계면활성제 바람이 불고 있다. 이유는 그만큼 유해성이 크기 때문이다. 그럼에도 불구하고 식물 계면활성제를 사용하거나 합성 계면활성제를 넣지 않는 경우는 찾아보기가 어렵다.

참고로, '성인에게서 발병하는 모든 암의 1/3이 피부세포의 변이에 의해 발생'한다고 한다.

암(cancer)은 어떤 원인(예: 자외선)에 의한 **세포의 돌연변이(cell mutation)**이고, 통제되지 않는 세포분열이 일어남으로써 **종양(tumour)**을 발생시키는 것이다. 즉, 암이 발생하기 위해서는 세포가 존재하여야 하고, 세포들에 나쁜 영향을 미치는 요인들이 있어야 한다.

표피(epidermis)에는 각질생성세포(keratinocyte)를 비롯하여 색소세포(melanocyte), 감각세포(merkel cell), 면역세포인 랑게르한스 세포 등이 존재하고, 진피(dermis)에도 섬유아 세포(fibroblast)와 대식세포(macrophage), 호중구(neutrophil) 등 면역세포와 각종 감각세포 등을 비롯한 많은 세포들이 존재한다.

그런데, 이들 피부속에 존재하는 세포들은 외부와 직접 접촉하면서 많은 나쁜 영향을 받는 경향이 있다. 자외선의 노출, 합성 계면활성제 등 화학물질과의 접촉 등이 그 것이다. 그 만큼 피부세포를 통하여 각종 암들이 발생할 확률이 높아지는 것이다.

즉, 피부에서 발생하는 암이 흑색종과 같은 피부암만 발생한다는 것이 아니다. 또한, 피부속에 세포가 나쁜 영향을 받으면 어찌 암(cancer)만 발생하겠는가? 탈모는 물론 이거니와 여타의 질병들도 발생할 것이다.

심지어 치약에도 합성 계면활성제가 들어있다

합성 계면활성제는 아무리 씻어내고 헹궈내도 조금씩의 잔량이 남는다. 합성 계면활성 세제로 세탁한 옷의 경우 5번 헹궜을 경우, 면은 0.2%, 모직은 1.6%가 잔량으로 남는다고 한다. 이 잔류 세제들이 피부에 나쁜 영향을 미치고 각종 피부염이나 습진을 일으키는 원인이 된다. 특히, 피부가 연약한 어린아이들에게 더욱 그렇다.

합성 계면활성 세제 등은 미생물에 의해서도 잘 분해되지 않으며 생태계에도 심각한 악영향을 입힌다. 즉, 환경파괴의 주범이기도 하다.

심지어 치약에도 세정 작용을 위하여 계면활성제가 포함되어 있다. 이를 삼키면 어떤 결과가 될까? 비누를 먹는 효과가 있을 것이다. 치약을 먹게 되면, 위 점막 등을 파괴하여 위염과 위장 장애를 초래하게 되고, 세포막들을 녹이고, 각종 미생물의 손상, 백혈구 파괴로 건강이 나빠질 것이다.

따라서 치약 사용 후에는 입안을 물로 깨끗이 헹구어 주어야 한다. 신체 기능이 아직 미약한 어린아이들은 치약 종류의 선정도 매우 중요하고, 양치 후에는 성인보다도 더 신경을 써서 입안을 깨끗하게 씻어내 주어야 한다.

아주 어린 아이들의 입을 양치 후 헹구어 주는 일은 생각처럼 쉬운 일이 결코 아니다. 어린아이들은 입에 물이 들어가면 이를 뱉어내기보다는 삼켜버리는 경향이 크기 때문이다. 그래서, 치약을 깨끗이 헹구어 주지 못하여 위가 매우 약한 상태인 어린아이의 위장 장애를 일으키는 요인이 되기도 한다는 점을 주의하여야 한다.

제5장

정확하게 알고
대처해야 한다

탈모 치료제 등 모든 질병의 치료제는 영양제나 보약이 아닌 '독약'이다

우리가 몸이 아플 때 치료제를 사용할 수밖에 없다. 치료를 하지 않더라도 몸에 있는 면역 기능에 의해 자연 치유되는 경우도 있지만, 대부분의 질병은 시간이 지날수록 점점 악화된다.

그래서 '조기 발견과 조기 치료'가 매우 중요한 것이고, 질병을 조기에 발견하기 위해 돈과 시간을 들여 주기적으로 건강검진도 받는 것이다.

아무튼, 질병의 치료제는 특정 질병을 치료하기 위해서 하는 수 없이 쓰는 독약이라고 생각하면 된다. 그러나 우리 신체의 순환계 구조상 특정 치료제가 특정 부위의 질병 치료에만 정확하게 영향을 미칠 수는 없다. 아프지 않고 치료제가 필요 없는 신체 부위에까지 영향을 미치게 된다. 이것이 치료제의 부작용인 것이다.

예컨대, 항암치료를 위해서는 종양부위에 세포분화 억제제를 사용해야 하고, 활성산소를 증가시켜 암세포를 죽여야 한다. 암에 걸리지 않는 부위에는 이와 같은 항암 치료제의 역할은 독(toxicity)과 같은 것이다.

그러므로 치료를 위하더라도 과다하게 사용하면 안 되는 것이고, 치료가 끝나면 계속 복용해서도 안 되는 것이다. 이러한 이유 등으로 '과다 진료나 과다 처방'이 비난을 받는 것이다.

우리는 살다 보면 여러 질병에 걸린다. 질병을 치료하기 위해 병의원을 수소문해서 알아보게 된다. 유명한 의원들이 있다. 두 가지 가능성이 있다.

첫 번째는 의사가 매우 유능한 의사여서 환자의 상태를 정확히 진단하고 적합한 치료 방법을 처방하는 경우이다. 두 번째는 그 질병과 관련한 가장 독한 약을 처방하는 경우이다. 그 질병이 매우 빠르게 나을 수 있지만, 전체 건강 측면에서는 매우 안 좋은 방법인 경우이다.

그러나 소비자인 우리는 이를 구별할 능력이 없다. 그리고 우리는 매우 단기적인 사고를 하고 일단 보이는 것만 보는 성향이 매우 강하다.

즉, 특정 부위에 병이 걸렸을 때는 다른 신체 부위에 어떤 나쁜 영향을 미치는지까지 생각하지 않고, 우선 아프고 고통스러운 부위만 빨리 나아지기를 바랄 뿐이다.

매우 극단적인 예를 들어본다. 탈모로 매우 스트레스를 받는 환자가 제발 풍성한 머리카락을 소원하였다고 하자. 이때 어떤 의사가 말한다.

"방법이 있습니다. 매우 독하고 강한, 탈모에 좋은 성분의 약을 매일 한 움큼씩 드십시오. 아마 매우 빠른 효과를 볼 수 있을 것입니다. 그런데, 탈모 효과는 빠르고 좋지만 전체 건강에는 매우 좋지 않을 수도 있음을 반드시 유념하시기 바랍니다."

이 의사는 매우 정직한 의사에 해당한다. 부작용도 정확하게 설명해 주었기 때문이다. 그런데 비양심적인 소위 '돈독이 오른 의사'들은 어떻게 말을 하겠는가? 부작용에 대한 부분은 빼고, 매우 독한 약을 처방하면서 자신이 탈모에 매우 유능한 의사라고 광고할 것이다.

따라서 탈모에 효과가 좋은 약 등을 처방해 주는 것으로 유명한 병의원을 찾을 때는 한 번쯤 위와 같은 점을 반드시 생각해 봐야 한다.

탈모와 건강에 좋다는 '건기식'에 관한 상식이 엉터리인 경우도 많다

어떤 물질이나 성분이 몸에 최종적으로 좋은지 나쁜 것인지를 판단하는 것은 결국 '의학이고 과학'이다.

그런데 현재 21세기에 우주 분야, 산업 분야의 과학 등은 매우 큰 진전이 이루어졌음에도 불구하고, 우리의 신체는 너무나 복잡하고 작용 기제가 어려워 아직까지도 제대로 밝혀내지 못한 비밀들이 수없이 많다. 탈모 분야가 대표적이다. 물론, 의학 분야가 과거에 비해 엄청나게 발전한 사실까지 부인하는 것은 아니다.

이러한 이유로 관계 기업이나 이익 단체의 농간과 과대광고가 심한 분야가 건강기능식품과 화장품 분야이다. 탈모에 좋다는 '건기식'도 마찬가지이다.

한때, 우유로 만들어지는 '치즈'는 동물성이라 나쁘고, 식물성으로 만든 '마가린'이 열풍을 일으켰다. 그런데 지금은 마가린은 몸에 매우 해로운 트랜스 지방이라는 이유로 매우 나쁜 취급을 받고 있고, 심지어 2018년에는 '쇼트닝'과 함께 미국에서 퇴출 명령까지 받았다.

몸에 좋고 나쁨의 판단의 기준과 진실이 당시의 의학과 과학 수준에 따라 수시로 바뀌는 것이다. 그러나 진리는 하나일 것이다. 잘못 알고 있었던 것이고 현재도 잘못 알고 있는 것들이 부지기수인 것이다.

우리의 3대 영양소는 단백질, 탄수화물, 지방이다. 우리의 음식에는 3가지가 비중은 다르지만 모두 들어있다. 현대인들의 식습관 중 가장 문제는 '과식'이다. 필요한 칼로리보다 너무 많은 칼로리를 섭취하는 것이다.

이 경우 '잉여(Surplus)'가 생긴다. 그러면 잉여 3대 영양소는 열량이 가장 높고 부피가 작은 지방이라는 형태로 변하여 몸에 저장된다. 즉, 지방이 '에너지 저장 효율성'이 가장 좋은 것이다. 저장된 지방은 비상시에 유용하게 활용할 수 있고 추위를 이기게도 해 준다.

그런데 문제는 현대인에게는 잉여 비축 지방을 도대체 쓸 일이 거의 없고, 오히려 잉여 비축량이 날이 갈수록 늘어만 간다는 것이다. 그러면 뱃살이 나오고 비만(Obesity)이 된다. 뭐든지 적당해야 하는데, '과잉'이 발생한 것이다.

과잉 영양 섭취로 인한 비만은 거의 만병의 근원이라고 해도 무방할 정도로 모든 질병의 직·간접적인 원인이 된다. 심지어 탈모와 흰 머리카락의 한 원인도 비만이라는 것이 과학적으로 밝혀져 있을 정도이다.

그래서 고지방 음식을 피하라고 한다. 일견 그럴듯한 말이다. 그런데 어떤 이는 고지방을 섭취하고 탄수화물이 더 해로우므로 탄수화물을 피하라고도 한다. 어떤 말이 맞을까?

결국 섭취하는 총열량을 잘 제어하는 것이 중요하다. 너무 많은 과식 자체가 문제이지 지방이건 탄수화물이건 상관없이 어떤 것도 과하면 지방만 쌓일 뿐이다.

참고로, '고지방보다 고탄수화물이 건강에 더 해롭다'는 논문이 2017년 베스트 1위 의학 논문이었다.

식물은 에너지원인 지방을 열매에 저장한다. 인간은 이것을 채취하여 식용유 등 Oil로 활용한다. 식물성은 보통 불포화지방산의 비중이 크므로 상온에서 액체이다. 반면에 동물성 지방은 포화지방산이 많기 때문에 상온에서 고체 형태이다.

우리는 포화지방산은 나쁘고, 불포화지방산은 좋다고 알고 있다. 이것이 상식화되어 있고, 심지어 맹신의 수준까지 이른 경우도 있다. 그러나, 이것도 가설에 불과하다.

1953년 안셀 키즈라는 사람의 '지질 가설(The lipid hypothesis)'은 "콜레스테롤과 포화지방을 너무 많이 먹으면, 혈중 지질의 수치가 높아지고 동맥벽에 쌓여 혈관이 좁아진다."는 것이 핵심이다.

이후 이에 대한 반론과 증거들이 많이 제시되었지만, 지질 가설이 워낙 사람들의 머릿속에 깊숙이 자리를 잡고 있어 이를 뒤집지는 못하고 있는 실정이다.

불포화지방산은 크게 시스(Cis)형과 트랜스(Trans)형으로 구분할 수 있다. 일반 자연계에서 채취할 때에는 대부분 몸에 해롭지 않은 시스형이다. 그러나, 가공이나 사용 과정에서 몸에 매우 해로운 트랜스형으로 변화하는 경향이 있다.

트랜스형을 섭취하게 되면, 몸에서 배출도 잘되지 않고 체내에 축적이 되어 비만은 물론이고 암 등 각종 질병을 유발하는 요인이 된다.

반면에, 우리가 그토록 몸에 안 좋다고 인식하고 있는 포화지방은 트랜스형 불포화지방산과 달리, 적절한 식이요법과 운동 등을 통해 몸에 축적되지 않을 수도 있다.

한편, 포화지방산은 무언가 꽉 차 있어 더 이상 무엇이 들어가지 못한다는 뜻이다. 그러므로, 변질이 쉽게 되지 않는 엄청난 장점이 있다. 이에 반해, 불포화지방산은 덜 차 있어 산소와 결합하거나 고온에 노출되면 산화(산패)가 일어나고 과산화물과 같은 발암 물질이 되는 것이다.

불포화지방산의 대표적인 것이 식용유이다. 식용유를 고온에서 오래 사용하면 발암 물질을 유발하는 등 매우 안 좋다. 포장마차의 튀김 등 업소용 튀김 음식은 안 먹는 것이 좋다. 식용유를 고온에서 오랫동안 사용하니 산패가 매우 심하게 될 수밖에 없다. 즉, 발암 물질 덩어리인 것이다.

또한, 한때 오메가3가 선풍을 일으킨 적이 있다. 오메가는 3, 6, 9가 있는데, 오메가라는 이름은 불포화지방산을 좀 더 고상하게 부르는 것이다. 또한, 우리 몸속에서 합성되지 못하고 음식으로 보충해 주어야만 하는 linoleic acid, linolenic acid 두 종류의 지방산을 '필수 지방산'이라고 부른다.

고등어, 꽁치 등 등푸른생선과 들기름에 많이 들어 있고, 그토록 좋다고 알려진 오메가3도 과잉 섭취하면 전립선암 등을 유발한다는 연구결과도 있다.

지금까지 '불포화지방산은 좋고, 포화지방산은 나쁘다'라는 상식이 반드시 맞는 것은 아니라는 몇 가지 이유 및 사례를 기술하여 보았다. 이는 우리가 알고 있는 것들이 항상 맞는 것은 아니라는 점을 강조하기 위한 것이다.

요즘 현대인들은 적게 먹어 영양이 부족한 경우는 거의 없다. 오히려, 너무 많이 먹어 탈이 나는 '과식의 시대'에 살고 있다.

영양제는 환자나 정상적인 식사가 어려운 사람에게는 매우 중요할 것이다. 그러나 정상적인 건강한 사람이 미래를 대비하여 영양제를 매일같이 한 움큼씩 먹을 필요는 없다고 생각된다. 특히, 지금처럼

'영양과잉의 시대'에는 더욱 그렇다.

왜냐하면 이미 충분할 가능성이 매우 높기 때문이다. 개별적으로 어떤 영양소가 충분한지 부족한지 여부도 잘 알 수도 없다. 다만, 아무리 좋은 것도 과하면 부족함만 못하다는 것만은 분명하다. 과유불급이라는 말은 어떤 경우에도 적용되는 매우 중요한 것 같다.

결론적으로 어떤 사람들(주로 의사 등 나름 권위 있어 보이는 사람)이 탈모 등 건강에 반드시 필요하다고 언론에 나와 호들갑을 떨어도, 그 호들갑에 너무 휘둘릴 필요는 없다는 것이다.

어느 날 갑자기 탈모에 좋다는 것들이 방송 등을 통해 갑자기 등장하여 선풍적인 인기를 끄는 경우를 많이 보게 된다. 그러나, 실제로 그만큼의 효과가 없는 경우가 대부분이다.

합성 계면활성제 대신 천연 계면활성제를 활용해 보자

계면활성제는 물과도 친한 '친수성'과 기름과도 친한 '친유성'을 동시에 가진 특성이 있기 때문에, 기름때를 씻어주는 세정 기능, 기름과 물을 섞어 안정화하는 유화 기능, 피부 깊숙이 잘 침투하는 피부 흡수 기능을 갖추고 있는 특징이 있다고 했다.

그리고 계면활성제는 유래에 따라 석유에서 추출한 '합성 계면활성제'와 식물에서 추출한 '천연 계면활성제'로 구분할 수 있다.

같은 계면활성제이니 이를 먹는다고 가정해 보자. 합성 계면활성제는 먹으면 죽는다. 반면에 천연 계면활성제는 먹으면 죽기는커녕 오히려 몸을 튼튼하게 해 준다. 다시 이것을 피부에 바른다고 가정해 보자. 합성 계면활성제는 피부 구조를 파괴하는 반면, 천연 계면활성제는 피부를 보호하고 보습 효과까지 준다.

즉, 합성과 천연 계면활성제는 기능은 같거나 유사하면서도 우리 몸에 미치는 영향은 하늘과 땅 차이와도 같다.

계면활성제를 사용하는 이유는 다양하지만 탈모와 관련해서는 세정제로서의 샴푸와 린스가 대표적이다.

특히 탈모가 심각한 상황이라면, 합성 계면활성제를 사용하는 대신 천연 계면활성제를 활용하는 것이 좋은 대안(alternative)이라고 생각한다. 물론 이는 탈모인이 아닌 일반인에게도 마찬가지이다.

하지만 현실에서는 천연 계면활성제는 비교적 분자량이 크고 기포력이 낮은 특성이 있는 반면, 합성 계면활성제는 분자량이 낮고 기포력이 좋은 특성이 있어 씻는 느낌을 강하게 준다. 때문에 시중에 판매되고 있는 세정용 화장품, 샴푸 등에는 천연 대신 합성 계면활성제가 주로 사용된다.

천연 계면활성제의 대표적인 것이 '레시틴(Lecithin)'과 '사포닌(Saponin)'이다. 이 중에서 레시틴이 많이 활용된다. 사포닌은 값비싼 인삼(진세노사이드), 도라지 등에 함유되어 있어, 기본적으로 널리 마음껏 사용하기에는 너무 값이 비싸지는 문제가 있기 때문이다.

레시틴은 달걀노른자(난황 레시틴), 콩, 해바라기씨에 특히 많이 함유되어 있다. 이 중 난황 레시틴은 동물성일 뿐만 아니라 과다한 콜레스테롤 함유 및 효율성 등에 문제가 있어 우리나라를 제외하고는 거의 사라진 상태라고 한다.

결국 콩과 해바라기 중 어느 것을 선택할 것인지 문제가 남는다. 일반 사람들은 검은콩이 탈모에 좋다는 소문을 들었기 때문에 이를 선호할 수 있다.

그러나 레시틴을 추출하는 과정이 다르다. 콩은 아세톤, 헥산 등 화학물질이 추출 과정에 투입되지만, 해바라기는 '냉압착 방식'으로 추출하기 때문에 추출 과정에 화학물질이 필요하지 않다. 추출 과정에서 사용된 화학물질은 완전 제거가 불가능하기 때문이다.

한편, 콩은 알레르기를 일으키는 주요 식물군에 포함되어 있어 개인에 따라서는 사용이 제한될 수 있다. 유전자 변형(GMO) 논란도 있다. 따라서, 레시틴을 활용하기로 마음먹은 경우에는 해바라기 레시틴을 선택할 것을 추천한다.

레시틴은 세포막 구성의 중요한 성분의 하나로 지방 성분인 인지질의 일종이다. 또한, 우리 뇌에서 수분을 제외하고 30%나 차지하는 물질이다. 즉, 레시틴은 인체의 주요한 구성 물질이고 그만큼 인체 친화적인 것이다.

※ 인지질(Phospholipid)

인지질은 보통의 일반 지방(중성 지방)과 달리 분자 끝에 '인'이 하나 붙어 있기 때문에 일반 지방과 구분하여 붙여진 이름이며 세포벽을 구성하는 지방의 일종이다. 한편, 레시틴은 인지질의 구성 물질이다. 즉, 지질(지방) > 인지질 > 레시틴인 것이다.

우리 세포의 세포막을 구성하는 인지질은 '유동성'을 갖는다. 피부에 강하게 힘을 가해도 다시 복원된다. 식물의 가지가 부러지고 마는 것과는 다르다. 이는 세포막들이 인지질로 인해 유동성의 특성이 있기 때문이다.

또한, 인지질은 아무 물질이나 함부로 세포막을 통과하지 못하도록 기본적인 '차단성'을 갖게 한다. 그러면서도 한편으로는 세포들에 필요한 물질들은 통과해야 세포가 에너지를 얻을 수 있으므로 '투과성'도 동시에 갖는다.

나이가 들어가면서 뇌세포가 일정량씩 파괴되고 그 수가 감소하면서 치매가 되는 경우도 있다. 레시틴은 뇌의 신경 전달 물질인 '아세틸

콜린'이라는 것을 만들어 낸다. 어린이가 먹으면 두뇌 발달로 공부를 잘하게 되고, 노인이 먹으면 치매 예방에 도움을 준다.

만약 레시틴이 부족하면 지방과 콜레스테롤이 원활하게 이동하지 못하고 혈관에 부착돼 혈액순환이 나빠져 동맥 경화를 초래하고 뇌의 산소 요구량이 증가하고 뇌의 혈류 흐름이 나빠져 결국 심장에 부담을 주게 됨에 따라 혈전증, 혈소판 응집증 등을 초래하게 된다. 즉, 레시틴은 혈액순환을 촉진하게 한다.

레시틴은 혈액 속의 해로운 콜레스테롤(LDL)을 흡수하여 수치를 감소시키고, 혈관에 엉겨 붙은 노폐물이나 중성 지방 배출에도 뛰어난 작용을 하여, 피부 침착(기미, 검버섯, 주근깨)과 고지혈증 및 동맥경화 등의 각종 심혈관 질환에 도움을 주는 등 혈관 건강의 개선 효과를 갖고 있다.

레시틴은 먹는 경우에도 천연 계면활성제로서 '청소부 역할'을 한다. 혈관 속 콜레스테롤(지방성 물질)이나 기름을 제거하여 '혈관을 청소'한다.

천연이지만 레시틴(Lecithin)과 사포닌(Saponin)도 계면활성제의 성격을 갖고 있으므로 이들은 두피의 침투와 흡수에도 결정적 역할을 한다.

레시틴은 합성 계면활성제와 마찬가지로 친유성과 친수성을 동시에 갖는 독특한 분자 구조로 인하여 물과 기름을 잘 섞이게 하는 유화

작용 등을 통하여도 제품의 안정성을 높이고 두피의 흡수를 촉진하는 역할을 하는 것이다.

또한, 지용성 물질의 흡수 촉진과 노화 예방에 효과가 있기 때문에 인공 혈액의 원료나 각종 의약품 및 건강 기능 식품에 활용되고 있다.

레시틴은 이와 같이 바르는 경우뿐만 아니라 먹는 경우에도 피부나 체내 흡수를 위해 널리 활용될 수 있는 '인체 흡수 촉진제로서의 잠재력'을 갖고 있다.

물과 함께 있을 때 다양한 초분자 구조로 변형될 수 있는 재미있는 특성을 지니고 있어, 다른 유효 성분을 피부에 바를 때 이를 피부 속까지 전달하는 촉진제로서의 전망을 밝게 한다.

또한, 레시틴은 세포 속 수분을 조절해 주어 피부가 건조해지는 것을 예방해 주고 피부 트러블을 완화시켜 여드름 피부에도 효과가 있다.

레시틴은 세포 속의 수분을 조절하는 보습 물질로 주요 화장품에서 피부 건조로 인해 각질을 생기는 현상을 막아 주고, 피부에 윤기가 나게 하며, 지용성 비타민 A, D, K의 흡수를 도와 피부에 탄력을 준다.

레시틴과 같은 식물성 피부 투과 촉진제는 피부 속까지 흡수된 이후 매우 빠르게 신진대사 작용을 통해 누적되지 않고 소변 등으로 배설되기 때문에, 화학물질에 비해 매우 안전하다. 다른 각도에서 보더라도 인체 구성 물질이 인체에 해로울 수는 없을 것이다.

지금까지 언급된 내용을 요약해 보자. 레시틴은 천연 계면활성제이므로 비누 샴푸 등 합성 세정제 대용으로 사용할 수 있다. 레시틴 자체를 탈모 치료용으로 두피에 바르거나 먹어도 효과가 좋을 것이다. 그리고 다른 약성 물질과 함께 사용하면, 그 물질들의 피부 흡수(바를 경우)나 체내 흡수(먹을 경우)를 돕는 역할까지 한다는 것이다. 또한, 해바라기씨 오일에는 천연 계면활성제인 레시틴이 많이 들어 있다.

※ 콜레스테롤(Cholesterol)

콜레스테롤 이름을 들으면 일단 몸에 별로 좋지 않은 것이라고 생각하는 사람이 많을 것이다. 그러나, 콜레스테롤은 우리 피부에도 존재하는 중요한 인체 구성 물질이고 지방의 일종이다.

콜레스테롤은 호르몬의 합성과 뇌의 발달, 유지를 돕는 등 생명 유지에 꼭 필요하지만, 많아지면 혈관을 막아 심혈관 질환을 야기한다.

즉, 고지혈증 → 심근 경색 → 협심증 → Stroke 등 치명적 결과를 초래할 수 있다.

콜레스테롤은 두 종류가 있다. 우리 인체에 나쁜 영향을 미치는 저밀도 콜레스테롤(LDL, Low Density Lipoprotein)과 유익한 고밀도 콜레스테롤(HDL, High Density Lipoprotein)이다.

총콜레스테롤은 200 이하, 저밀도 콜레스테롤(LDL)은 100 이

우엉은 사포닌이 풍부하고, 탈모 예방 및 치료에 매우 좋다

우엉은 국화과 식물로 전 세계 어디에서나 흔하게 재배되는 식물이다. 우리나라에서는 기다랗게 잘라 김밥에 넣어 먹는 경우가 대표적이다. 잎부터 줄기, 뿌리, 열매까지 모두 식용으로 활용된다. 우엉의 다양한 효능으로 인하여 '모래밭에서 나는 산삼'이라고 부르기도 한다.

우엉은 인삼보다 사포닌을 더 많이 함유하고 있다. 물론, 인삼(진세노사이드)과 동일한 성분의 사포닌은 아니지만, 사포닌으로서의 기본 성분은 같다. 우엉의 사포닌은 뿌리의 껍질 부위에 특히 많이 함유되어 있다.

사포닌(Saponin-끓이면 거품이 난다는 soap가 어원)은 면역 체계 강화, 항암, 항염증 효과뿐만 아니라, 혈액을 맑게 하고 세포의 재생을 촉진하여 노화 방지 효과까지 있는 것으로 잘 알려진 물질이다.

'피부에 좋은 물'이라고 불리는 우엉차는 피부 미용에 탁월한 효능을 가지고 있다. 우엉 성분인 사포닌은 잔주름 등의 피부 노화를 막아 주는 항산화 작용과 함께 피부 트러블 및 피지를 줄여 준다. 한마디로 피부와 두피에 매우 좋다는 것이다.

우엉의 성분인 사포닌은 혈관 속 노폐물 제거와 혈액을 맑게 하는 등 혈액순환을 원활하게 하는 데 도움을 준다. 또한, 혈액 내 나쁜 콜레스테롤 수치를 낮춰 주는 효과가 있어 심장병과 동맥 경화, 뇌졸중 등을 예방하고 암세포의 성장을 막아 준다. 즉, 탈모 치료제 미녹시딜과 유사한 기능을 하는 것이다.

우엉의 타닌 성분은 염증을 없애 주는 소염 기능으로 아토피, 여드름 등 피부 질환에도 도움을 준다. 상처 난 곳에 발라도 **상처 치유 효과**가 매우 좋다.

우엉은 사람이 심어 가꾸는 채소 가운데 가장 오래 살고 생명력이 매우 강한 식물이다. 우엉은 야생에서는 수십 년을 살아남을 수 있는 식물이다. 수십 년 묵은 우엉은 그 약효가 산삼에 결코 뒤지지 않는다고 한다. 그만큼 강하고 약효도 좋은 식물인 것이다.

일본인들은 우엉을 무척 즐겨 먹는다. 일본인들은 우엉을 **동양삼(東洋蔘)**이라고 부른다. 일본인들이 최장수 국가가 된 것은 이들이 우엉을 많이 먹기 때문이라는 사람들도 있다.

참고로, 현대인들이 비만증, 당뇨병, 고혈압과 같은 성인병이 많은 것은 쌀과 밀가루와 같은 섬유질이 없고 부드러운 음식을 거의 씹지 않고 많이 먹는 것이 하나의 요인이다.

사람은 섬유질이 많은 거친 음식을 주로 먹어야 양도 적게 먹게 되고, 꼭꼭 씹으면서(인생의 단맛과 쓴맛도 같이 씹게 되어) 뇌가 자극을 받아 정신이 맑아지고 몸도 튼튼해진다. 잡곡과 들나물들이 이에 속한다. 우엉도 섬유질이 풍부한 거친 음식이다.

한편, 우엉은 천연 인슐린이라고 불리는 '이눌린'이라는 성분이 굉장히 많이 들어 있어서 혈당치를 낮추어 주어 성인병의 대표 격인 당뇨병에도 매우 좋다.

요즘 아미노산의 일종인 '아르기닌'이 혈액순환 및 다이어트용으로 유행이다. 우엉은 아르기닌도 많이 함유하고 있다. 아르기닌은 기본적으로 혈액순환 개선 기능을 한다. 모근에 혈액 공급을 높여 머리카락의 성장과 발모를 촉진하고 탈모 치료를 돕는다.

또한, 우엉에는 항산화 효과와 보습 효과가 좋은 '토코페롤'이라고도 불리는 '비타민E'도 많다. 즉, 우엉은 먹거나 바르는 용도 등으로 사용할 경우, 탈모 예방 및 치료, 피부 미용, 건강에 엄청 좋다는 것이다. 이에 관해서는 추가적으로 후술한다.

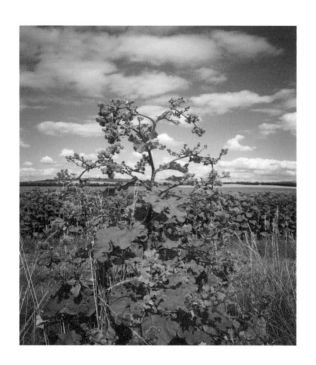

과도한 샴푸의 사용이
탈모의 원인이 된다

합성 계면활성제는 우리의 두피에 과다 분비된 피지를 제거하거나 오염물질들을 제거하는 세정 기능에 탁월한 효능이 있어 두피에 도움을 주지만, 부작용이 심각한 것도 사실이다.

샴푸를 사용하였을 경우에는 머리를 깨끗이 헹궈 주어야 한다. 거품이 남은 채로 머리를 말리면, 강력한 세정력과 침투력이 있는 합성 계면활성제가 우리 두피와 건강을 해치게 될 것이다. 당연히 탈모를 촉진하는 요인의 하나가 된다.

세정제로 사용되는 대표적인 합성 계면활성제는 SLS(소듐라우릴-설페이트), SLES(소듐라우레스-설페이트), ALS(암모늄라우릴-설페이트), ALES(암모늄라우레스-설페이트) 등이다.

위 합성 계면활성제의 이름에 공통으로 들어가는 것이 있다. 끝부분이 '~셀페이트'라는 것이다. 우리가 사용하는 제품에 합성 계면활성제가 포함되어 있는지 확인할 수 있는 하나의 간단한 방법이 될 것이다.

합성 계면활성제는 인체 내에 침투하게 되면 그 독성을 최소 5일 이상 남기는 것으로 미국의 독성학계는 보고하고 있다.

미국 독성학 보고서에 따르면, 합성 계면활성제는 '피부를 파괴'할 뿐만 아니라, 피부를 쉽게 침투해 심장이나 간, 폐, 뇌 등 '장기에 축적'되고, 이렇게 장기에 축적되면 '면역력에 문제'가 생기면서 알레르기 피부염이나 아토피, 비염 등 '호흡기 질환을 유발'하고 발암 성분으로 합성돼 '암을 유발'할 수 있다고 한다.

합성 계면활성제의 부작용을 잘 아는 과학자들은 합성 계면활성제를 '피부의 적'이라고 부르고 있다. 이를 달리 표현하면, 모낭과 머리카락은 피부조직의 일환이기 때문에 '탈모의 적이자 원인'이라고 할 수 있겠다.

우리나라에서는 대부분의 사람들이 매일 한 번 또는 아침과 저녁으로 두 번 샴푸로 머리를 감는 습관을 당연시하고 있다. 그런데, 일반인뿐만 아니라 탈모인들도 이런 습관이 '매우 중요한 탈모의 원인'이 될 수 있다는 점까지는 인식하지 못한다.

그럼 외국 사람들도 과연 매일 샴푸로 머리를 감을까? 결론부터 말하면 결코 그렇지 않다. 16개국을 조사한 결과 평균 이틀에 한 번, 프랑스 같은 경우는 3일에 한 번꼴로 샴푸를 사용한다고 한다. 프랑스 피부과 의사에게 매일 샴푸를 한다고 하면 깜짝 놀란다고 한다.

두피에서 나오는 피지 등 지나친 기름기나 외부 활동 중 묻은 오염물질은 잘 씻어 주어야 한다. 하지만 물로만 제거가 되지 않기에 비누 성분(계면활성제)을 불가피하게 사용할 수밖에 없다.

그러나 거품이 잘 나는 합성 계면활성제는 두피에 오래 접촉할 경우 매우 해롭고 탈모의 직접적인 원인이 된다.

합성 계면활성제가 함유된 샴푸 사용은 '최소화'하고 사용 후에는 최대한 깨끗이 씻어 내는 것이 상책이다. 샴푸를 과도하게 사용하게 되면, 유익한 미생물과 피지들도 필요 이상으로 손상될 것이다.

피지의 분비량은 개인마다 차이가 있다. 피지 분비량이 과다한 경우에는 피지 분비량이 적은 사람들에 비해 샴푸의 사용 횟수가 많아야 할 것이다. 불가피하게 사용하더라도 2~3일에 한 번 정도로 충분하지 않을까 생각한다.

앞서 탈모의 전조증상으로 피지량이 증가한다는 점을 언급한 바 있다. 그만큼 탈모인들은 일반인들에 비해 피지의 분비량이 많은 '지성 피부'일 가능성이 높다는 점을 시사한다.

그렇다고 탈모인들이 피지의 양을 줄이기 위해 너무 강한 세정제를, 그것도 매우 자주 사용한다면 피지의 분비량이 더욱 많아지는 악순환에 빠질 가능성이 클 것이다.

그러므로 피지의 분비량이 많은 탈모인일수록 지성 피부에 적합한 성질이 가벼우면서도 질감이 가볍고 피부의 자극도 덜 줄 수 있는 세정제를 선택하여 사용하도록 노력하여야 한다.

해바라기씨에는 레시틴이라고 하는 천연 계면활성제(세정제)가 많이 들어 있다. 한편 해바라기씨 오일은 신생아 태지와 비슷한 구조를 갖고 있어 피부에 자극적이지도 않다.

우엉도 피지의 분비가 많은 지루성 피부염과 습진성 피부 질환 등에 매우 효과적이다. 러시아 및 동유럽에서는 지루성 피부염에 우엉 오일 마사지를 하는 민간요법이 성행하는 것도 이런 이유이다. 이는 과학적 기반이 있는 민간요법이다.

여성 청결제로 세계적으로 유명한 프랑스의 Saforelle도 주성분이 '우엉 추출물'이다. 우엉에는 천연 세정제인 사포닌이 풍부하게 들어 있고, 저자극성의 특성을 갖고 있으면서도 보습 효과까지 뛰어난 식물인 것이다.

피지 분비량이 많고 탈모에 민감한 사람들은 '우엉 오일'과 '해바라기 씨 오일'을 주성분으로 하는 샴푸를 사용하는 것이 탈모인에게는 특히 하나의 좋은 대안(alternative)이 될 것이라고 생각된다.

저자도 천연 계면활성제(레시틴, 사포닌) 등을 활용한 식물성 위주의 샴푸를 만들 계획이다. 하지만, 이는 '오직 두피 및 머리카락용'으로서 세정 기능을 위주로 하되, 두피 염증 관리, 두피 각질 제거, 정수리 냄새 탈취, 머리카락 보습 기능 위주이다.

즉, 샴푸는 샴푸로서의 기능에 한정하여야 하고, 샴푸에 진피까지의 흡수를 전제로 하는 물질 등을 포함시켜서는 안 되고 그렇게 광고해서도 안 된다고 저자는 확신한다. 그래서, 진피 흡수를 전제로 하는 탈모 기능성 화장품 제조는 별도로 계획하고 있다.

시중에 유행하는 탈모 방지용 샴푸가 과연 효과가 얼마나 있을까

탈모에 대한 마땅한 치료제가 없는 상황이므로, 그 대안으로 탈모인들은 탈모에 도움이 된다는 샴푸 등 일상생활에서 사용하는 제품에 관심을 많이 갖게 된다. 이러한 현상은 우리나라만의 현상은 아니고, 이웃 나라인 일본이나 중국에서도 오랫동안 지속되고 있다.

이쯤 되면 과연 탈모 방지용 샴푸가 얼마나 효과가 있을 것인지에 대해 직접 실험은 못 해 보더라도, 한번 관련 지식 등을 종합하여 곰 곰이 생각해 볼 필요는 있다.

아무리 좋은 성분이 포함되어 있다고 하더라도 샴푸는 접촉 시간 (contact time)이 매우 짧을 수밖에 없다. 또한, 기본 성분이 비누 성 분인 세정제이므로 대부분 그 자리에서 씻겨 나갈 것이므로 큰 효과 를 기대하기 어려울 것이다.

탈모 치료를 위해서는 진피 속에 있는 모낭까지 성분이 흡수되어야 한다. 한편, 합성 계면활성제는 피부 흡수력이 매우 좋다고 했다. 그 래서, 가급적 빨리 씻어 내는 것이 상책이다.

그러나 샴푸에 좋은 성분이 일부 포함되어 있다는 이유로 샴푸 범벅 을 하고 양치질도 하는 등 오랜 시간을 샴푸를 두피에 묻히고 있으면 어떤 결과가 될지 생각해 보자. 비싼 탈모용 샴푸들이 나오면서 목욕 탕에 가면 가끔 또는 자주 이런 분들이 있다.

샴푸에 첨가된 일부 좋은 성분보다 독성이 강한 샴푸의 주성분인 합 성 계면활성제가 훨씬 많이 피부로 흡수되어 오히려 부작용이 훨씬 클 것이다. 배보다 배꼽이 큰 상황이 발생하는 것이다.

탈모 샴푸 기업들은 대부분의 성분이 합성 계면활성제인 샴푸에 탈 모에 좋다는 성분을 약간씩 가미하여 자주, 그리고 접촉 시간을 가급 적 길게 하라고 완전 상업적 측면에서만 마케팅을 한다. 탈모가 가속 화될 수밖에 없다. 매우 잘못된 습관과 방법이다.

따라서 요즘 시중에 유행하는 것처럼 샴푸에 발모제를 함유하는 것은 매우 위험한 발상일 수밖에 없다.

　샴푸의 기능은 두피를 청결하게 하는 것이 주된 기능이다. 부수적으로 두피의 염증, 각질, 냄새 등을 관리하거나 머릿결을 부드럽게 하는 것은 가능할 것이다. 진피까지 흡수를 전제로 한 탈모 치료용으로 사용할 성격 자체가 아니다.

　이는 샴푸 그 자체가 현재 대부분 합성 계면활성제 덩어리이기 때문인 것도 있고, 설령, 천연 계면활성제를 활용하더라도 두피와 머리카락에 작용하기 위한 샴푸와 같은 제품과 진피 속에 자리 잡고 있는 모낭에 영향을 미치기 위한 제품은 역할이 달라야 하고, 성분 등도 차이가 있을 수밖에 없기 때문이다.

　따라서 탈모에 유익한 물질은 합성 계면활성제가 들어 있는 샴푸와는 별개로 사용하여야 한다.

　식약처도 2017년 탈모 방지 샴푸를 의약외품에서 기능성 화장품으로 전환하면서 "탈모 방지 샴푸는 모발 재생과 증진 효과가 없다."라고 했다.

짧은 시간 안에 완전히 효과를 볼 수 있다는
거짓말에 속지 말자

현재까지 탈모의 기전과 원인은 정확하게 밝혀져 있지 않다. 또한, 탈모 치료의 효과를 측정할 수 있는 산업계의 표준도 마련되어 있지 않다. 그만큼 측정할 수 있는 지표들도 매우 다양하고 '측정자의 주관적인 요소'가 많이 개입된다. 즉, 효과를 서로 비교 분석하기가 매우 어렵다.

한마디로 말해서 모낭 이식 시술을 제외하고는 얼마나 탈모 방지 및 치료에 도움이 되는지 대충 짐작할 수 있을 뿐, 그 효과를 객관적으로 평가할 표준화된 방법이 없다는 것이다.

이러한 약점을 악용하는 사례들이 주변에 많이 있다. 대표적인 것이 엄청난 효과가 있는 것처럼 보여지는 'Before & After 사진을 이용하는 것'이다.

출처도 확인할 길이 없을 뿐만 아니라, 실제 사진과 같은 효과가 확실한 제품이 있다면, 아마도 세계 탈모 시장을 평정할 수 있을 것이다.

설령 임상실험을 거쳤다고 하더라도, 그 용어가 주는 신뢰감으로 깜박 넘어갈 수 있지만 그 정확한 실상은 비슷하다. 즉, 실험 방법에 따라 결과가 천차만별일 수밖에 없고, 이 또한 주관적 요소가 많이 개입될 수밖에 없기 때문이다.

탈모의 원인에 따라 치료 효과도 다를 것이다. 정신적 스트레스나 약물치료 과정 등 일시적인 원인에 의한 것은 그 원인이 사라지게 되면 빠르게 회복될 것이다.

그러나 대부분의 원인을 차지하고 있는 유전형, 호르몬 등에 기인한 탈모는 상식적으로 생각해 보아도 그 근본적인 원인을 쉽게 치유할 수가 없다. 장기적인 관점에서 꾸준히 대응해 나갈 수밖에 없는 성질의 것이다.

탈모 치료는 비정상적인 탈모를 멈추게 하는 단계와 새로운 머리카락이 나오게 하는 단계로 구분할 수 있다.

탈모는 모낭이 계속적으로 수축(Miniaturization)하는 과정이다. 탈모의 진행 단계, 나이, 탈모 진행 후 경과 시간, 속도 등에 따라서 각 성분의 효과는 개인마다 다를 수밖에 없다.

기존 약품인 미녹시딜이나 피나스테리드, 두타스테리드가 어느 정도 효과를 보이기 위해서는 일반적으로 약 6개월이 걸리는 것에 비추어 볼 때, 아무리 효과가 좋은 제품이라 하더라도 탈모 현상을 개선하는 효과를 얻기 위해서는 상당한 시간과 인내가 필요하다. 획기적인 의술이 개발되지 못한 현재로서는 적어도 그렇다.

따라서 탈모 치료는 조기 발견과 조기 치료가 무엇보다 중요하다. 장기간 방치할 경우 되돌리기가 그만큼 어려워진다. 이른 시기에 치료하는 것이 훨씬 효과가 좋은 것으로 나타났다.

어떤 치료법을 선택할 때는 탈모에 도움이 되는지 여부와 관련한 '효과성'뿐만 아니라, 전체 건강을 해칠 수 있는 '독성 등 부작용'을 함께 고려하여야 한다.

극단적인 예로 탈모 부위에 머리카락이 무성하게 자라난다고 하더라도 그 치료법이 신체 건강을 해치는 방법이라면 이를 사용해서는 안 되는 것이다. 탈모는 치료되었는데 잘못된 치료법으로 인하여 시간이 얼마 경과한 이후에 심한 부작용이 나타날 수도 있는 것이다.

검증을 전혀 받지 않는 치료법은 잠재적 위험성이 그만큼 매우 큰 것이다. 소위 비법이라고 불리는 것들이다. 부작용이 당장 나타나지 않을 수도 있다. 이러한 부작용으로 인한 피해는 입증하기도 거의 불가능하여 피해를 배상받을 수도 없다. 이러한 점을 악용하는 사례도 꽤 있다고 생각한다.

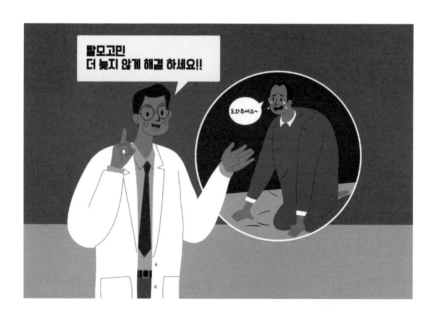

적극적인 탈모 치료에 앞서, 탈모를 야기하는 생활 습관부터 줄여 보자

불과 수십 년 전만 하더라도 탈모 현상에 대한 고민이 지금과 같지 않았다. 그 이유는 탈모 현상은 비슷한데 사람들이 탈모 현상에 대해 과거보다 현재 더 민감하게 반응하는 것일 수도 있지만, 실제로 탈모가 과거보다 더 빈번하게 발생한 것일 수도 있다. 아마 후자일 가능성이 클 것이다.

건강보험공단 통계에 따르면, 탈모 치료를 받는 인구도 꾸준히 증가하고 있다. 2001년 10만 명 수준이었던 것이 2008년에는 약 60% 증가한 16만 명 수준이 되었고 최근에는 약 24만 명까지 증가하였다.

이렇게 탈모 인구가 꾸준히 증가하는 데는 다양한 원인이 있을 것이다.

탈모 치료를 적극적으로 나서기에 앞서 탈모를 야기하는 생활 습관부터 하나하나 고쳐 나가는 것이 우선일 것이다. 탈모는 노화 현상이기도 하고 계속 진행형이므로 장기적이고 꾸준한 대처가 필요하기 때문이다.

탈모를 야기하는 것들은 탈모뿐만 아니라 대부분 전체적인 신체 건강과도 직접적 또는 간접적으로 연관이 되어 있으므로, 전반적인 건강도 함께 챙길 수 있는 일석이조의 방법이 될 것이다.

이 책에서도 탈모를 예방하고 나아가 치료할 수 있는 방법들이 꽤 포함되어 있다. 나름의 과학적인 근거가 있는 방법들이다. 그중에는 우리가 어렵지 않게 실천할 수 있는 것들도 많이 있다.

오랜 습관과 누적효과는 부정적인 방향으로든 긍정적인 방향으로든 단기적인 관점에서는 가볍게 생각할 수 있으나 장기적인 관점에서는 큰 의미가 있을 것이다. 한꺼번에 다 하기보다는 하나씩 하나씩 고치고 습관화하는 것이 좋은 방법이라고 생각된다. 그래야 지속 가능성이 높아지기 때문이다.

효과가 과학적으로 검증되지 않는 탈모 치료법에 대해서는 이를 피하는 것이 상책이다. 충분한 검증을 받은 제품과 방법을 활용하는 자세가 필요하다. 검증되지 않은 제품이나 방법들을 사용하다가 오히려 탈모를 더욱 악화시킬 가능성도 있다.

탈모의 주요 원인인
각종 균과 염증 잡는 생강(ginger)

우리가 음식을 먹을 때 맛있다고 표현한다. 그런데, 음식에는 단맛, 짠맛, 쓴맛, 신맛 등 혀의 미뢰에서 느끼는 '맛'만 있는 것이 아니라, 코로 느끼는 '향'도 있다.

그래서, 음식을 만들 때 각종 '향신료'들을 넣는다. 후추, 계피 등 향신료의 역사는 꽤나 깊다. 향신료를 구하기 위해 유럽과 아랍인들은 먼 길을 마다하지 않고 구하러 다녔다. 그만큼 비싸고 귀히 여긴 것이다.

우리나라와 일본은 향신료를 많이 사용하지 않는 나라에 속한다고 한다. 그럼에도 우리나라에서 가장 많이 쓰는 향신료 중 하나가 '생강'이다.

고추의 매운맛을 내는 것이 캡사이신(Capsaicin)이라는 성분이듯이, 생강에도 캡사이신의 친척뻘인 진저롤(Gingerol)과 쇼가올(Shogaol)이라는 성분이 들어 있어 매운맛을 느끼게 한다.

중국도 탈모 문제가 우리나라 못지않게 심각하다. 탈모 인구만 2억 5천만 명에 이르고, 특히 젊은 층에서 탈모가 많다는 특징이 있다.

중국 탈모인들이 가장 많이 하는 것이 생강 달인 물을 두피에 바르고 마사지를 하는 것이다. 그리고, 중국의 탈모 샴푸에 꼭 들어가는 1순위 물질이 생강이다.

중국이 한의학의 본고장이고 약효식물들에 대한 연구도 가장 많이 하고 있는 국가 중 하나라는 점을 감안해 볼 때 그만한 이유가 있으리라 생각되어 관련 자료들을 찾아보았다.

생강에 들어있는 진저롤과 쇼가올은 두피의 '혈액순환을 활성화'시켜 머리카락이 자라나는 데 필요한 영양 공급 및 모유두세포를 활성화 등 역할을 할 뿐만 아니라, 강력한 항산화제로서 살모넬라, 티푸스,

콜레라균 등 두피의 나쁜 세균들의 '살균 효과' 및 '염증을 치료'하는 효과가 있다.

현재, 탈모 치료제로 쓰이는 바르는 미녹시딜과 먹는 피나스테리드 2가지 화학약품 중 미녹시딜은 기본적으로 혈관 확장제(vasodilator)라는 점과 탈모인들은 일반인에 비해 피지의 양이 많고, 탈모 부위에 미세한 염증이 있다는 점 등을 감안하면, 위와 같은 성질이 있는 생강을 탈모 예방 및 치료용으로 활용하는 것은 충분히 과학적 근거를 갖는 것이다.

그런데 생강을 활용할 때 주의해야 할 점이 있다. 생강은 '자폭'을 하는 성질이 있기 때문이다. 강력한 살균 효과가 있는 생강이 생강 내부에 자생하는 세균에는 힘을 쓰지 못한다는 것이다. 생강은 매우 쉽게 상하고 보관하기가 쉽지 않다. 상한 생강은 곧바로 강력한 발암 물질이 된다. 생강이 상한 경우에는 그 부위만 떼 내고 사용해서도 안 된다. 전체가 오염되기 때문이다. 미련 없이 전체를 버려야 한다.

생강을 쉽게 상하게 하는 자생균을 죽이기 위해서는 높은 열로 가열하면 되는데, 생강의 주성분인 진저롤과 쇼가올 성분은 열에 약하기 때문에 열을 가할 수도, 안 가할 수도 없는 딜레마에 빠지게 된다.

진저롤, 쇼가올 등 향신료의 대부분은 '지용성' 성질을 갖고 있고, 지용성 성분은 열을 높게 가하게 되면 성분이 파괴되는 특성이 있기 때문이다.

상업용 가공식품에는 알코올이 남아 있으면 안 된다. 그래서 알코올 추출을 많이 하지 않는다. 그런데 바르는 용도로 사용할 때는 알코올이 포함되어 있어도 전혀 상관없다. 바르는 약이나 화장품에는 오히려 알코올이 거의 필수 혼합물에 속한다.

그러면, 두피 치료용으로 생강을 활용하기 위해 진저롤과 쇼가올을 추출하는 방법은 알코올로 하면 되는 것이다. 알코올은 자체 소독 기능을 한다. 또한, 물질을 녹이고 휘발성이 있다. 생강을 알코올에 담가 두었다가 압착해서 즙을 짜서 보관하여 두고 이를 두피에 바르면 될 것이다.

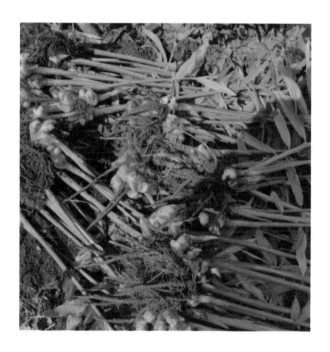

두피(피부)도 호흡을 잘 할 수 있어야
탈모를 예방할 수 있다

피부호흡(cutaneous respiration)이란 용어가 있다. 말 그대로 피부도 숨을 쉰다는 것이다. 사람은 폐라는 호흡기관을 갖고 있어 주로 폐를 통하여 호흡을 하지만, 별도의 호흡기관을 갖고 있지 않은 하등동물은 주로 피부를 통하여 호흡을 한다.

즉, 모든 동물이 정도의 차이는 있지만 피부호흡을 하고 있는 것이다. 사람의 피부호흡은 땀구멍을 통하여 산소를 들이 마시고 이산화탄소를 방출한다.

사람은 이와 같이 호흡의 대부분을 폐를 통하여 하므로, 피부호흡의 비중은 전체 호흡의 0.6% 정도에 불과하지만 비중이 작다고 해서 절대 무시해서는 안 된다.

피부호흡이 폐호흡만큼 중요하지는 않지만 약 40분 정도 피부호흡을 못하면 생명을 잃을 정도로 중요하다. 피부호흡은 생명유지를 위해서도 필요하지만 건강한 피부를 위해서도 필요하다.

피부호흡의 중요성과 관련하여 큰 시사점을 주는 것이 '신생아'의 경우이다. 신생아에게는 태어난지 약 2주 정도는 절대로 옷을 입히면 안된다. 이 것을 잘못하면 평생 아토피 등 각종 질병으로 고생을 할 수 있다고 한다. 그런데, 이를 인식하고 잘 지키는 병원이 얼마나 되는지는 의문이다.

따라서, 피부호흡을 잘 할 수 있도록 하는 것이 탈모 예방 및 치료를 위해 매우 중요하다.

피부에 너무 달라붙는 가죽 모자를 쓰거나 옷을 입으면 피부가 제대로 호흡을 할 수 없을 것이다. 피부를 위해서는 헐렁한 옷차림이나 모자를 착용하는 것이 좋다.

얼굴을 화장품으로 도포를 하거나, 각질 등이 너무 쌓여 있거나, 오염물질들이 모공이나 땀구멍을 막고 있어도 피부는 호흡을 못하고 질식을 할 것이다.

두피에 한정하여 피부호흡을 생각해 볼 때 가장 문제되는 물질이 '린스'이다. 샴푸의 주성분인 음이온 합성 계면활성제가 '세정'이 주기능인 반면, 린스의 주성분은 양이온 합성 계면활성제로 '코팅역할'을 한다. 즉 머리카락을 코팅함으로써 머리카락을 부드럽게 하고 윤기나게 보이게도 하는 것이 주목적이다.

만약, 린스를 머리카락이 자라나는 두피에 바르거나 닿으면 어떤 효과가 있을까? 두피를 코팅하는 효과가 있을 것이다. 좀 극단적으로 표현하면, 두피를 비닐 랩으로 감싸는 것과 큰 차이가 없는 것이다. 그러면, 두피는 숨을 쉴 수가 없고, 건강한 두피가 유지될 수가 없어 탈모를 유발할 수 밖에 없을 것이다.

린스가 두피와 탈모에 미치는 악영향은 매우 크므로, 뒷 부분에서 별도의 소제목으로 다시 한번 기술한다.

각질도 적절하게 제거하여 주는 것이 좋다

각질은 표피층의 기저층의 각질생성세포(Keratinocyte)가 세포분열을 계속하여 각질층(Stratum corneum)까지 이동하면서 죽은 각질세포가 된다. 이들은 저절로 피부에서 떨어져 나가기도 하지만, 피지나 땀 등과 섞여서 피부에 그대로 남아 쌓여 있는 경우도 있을 것이다.

피부 표면의 각질층에 있는 각질들은 죽은 세포들로 구성되어 있다. 그래서, 사람들은 목욕탕에 가면 각질을 가급적 최대한 벗겨내기 위해 옆 사람과 상호 협력까지 하면서 이태리타월을 이용하여 힘껏 밀어냈다.

그러나, 1975년 Prter Elias 박사가 각질층이 죽은 세포라고 하여 아무런 기능을 못 하는 것이 아니라, 우리의 신체 보호를 위해 우리 몸의 수분을 보존하고 외부의 오염물질의 침입을 막아 주는 등 매우 중요한 방어벽(Barrier) 역할을 한다는 것을 주장하였고, 이에 대한 인식이 일반인에게까지 확산되어 있다.

그래서 종전에는 목욕탕에서 때를 밀 때는 이태리타월로 피부가 빨

갖게 될 정도까지 각질들을 벗겨내던 습관은 많이 벗어난 것 같다. 그러나, 이러한 반작용으로 각질층을 때타월 등으로는 절대 벗겨내서는 안 된다는 주장도 있는 것이 현실이다.

무엇이든지 양극단은 좋지 않다. 특히, 건강과 관련해서는 그렇다. 각질이 과도하게 쌓이고 이것들이 두피에서 나오는 피지나 땀들과 섞이게 되면 두피를 '면포'하게 되어 염증 등을 유발하게 된다. 따라서, 적절한 각질 제거는 우리 두피 및 피부를 더 건강하게 가꾸는 데 매우 중요하다.

각질 제거 방법은 '물리적인 방법'과 '화학적인 방법'으로 나눌 수 있다. 때타월 등을 사용하는 것이 반드시 부정적 영향을 미치는 것은 아니니 힘의 강도를 조절하여 적절하게 사용하면 될 것이다.

각질 제거를 위한 성분의 대표적인 화학물질이 '살리실릭 애시드 (Salicylic acid)'와 '레티놀(Retinol)'이다. 참고로, 살리실릭 애시드는 식약처의 6가지의 탈모 기능성 화장품의 고시 성분의 하나이다. 즉, 각질 제거는 탈모 예방 및 치료에 도움을 준다는 것을 식약처에서도 인정했다는 의미이다.

한편, 레티놀은 비타민A의 일종으로 화장품 형태로 사용하는 경우에는 이를 '레티노이드(retinoide)'라고도 한다. 각질 제거 화학 물들은 성질상 상당히 강하고 자극적인 특성이 있어서, 레티놀 번 (Retinol burn) 현상 등 피부 트러블을 야기할 수 있으므로 매우 주의하여 사용하여야 한다.

항산화 효과, 콜라겐 합성 유도 등 피부에 매우 좋은 기능을 하는 비타민C도 자극이 강한 강산성의 성격을 갖고 있다.

따라서 각질 제거 화학물을 비타민C와 함께 사용하거나, 이와 같이 강한 성질을 갖는 각질 제거 성분을 높은 농도로 사용하거나, 강산성 물질과 함께 사용하는 것은 두피나 피부에 너무 심한 자극을 초래하여 오히려 부작용이 나타날 가능성이 크므로 피하는 것이 좋다.

정기적인 각질제거는 두피에 각질들이 쌓임으로써 유발할 수 있는 발진 예방 등을 위해 필수적이다. 불행히도 전통적인 스크럽과 거친 각질 제거제는 때때로 자극을 유발할 수 있으며, 이는 또한 새로운 발진에 기여한다.

따라서, 천연이면서 두피에 자극을 거의 주지 않고, 게다가 두피에 도움이 되는 성분까지 함유하고 있는 것이 있다면 그야말로 금상첨화가 될 것이다.

'꿀(Honey)'이 바로 그것이다. 꿀(honey)은 항염, 항균 등 성질을 갖고 있어 두피의 각질 및 불순물들을 제거하여 모공, 땀구멍 등을 열어주는 기능을 한다. 여드름(acne), 건선(psoriasis), 습진(eczema) 등에도 탁월한 효과가 있다는 것이 과학적으로 검증까지 되어 있다.

뿐만 아니라, 꿀(honey)은 천연 보습제로서의 역할을 할 만큼 두피에 자극적이지도 않고, 꿀속의 각종 영양소를 두피와 머리카락에 공급하는 기능까지 한다.

가르마도 가끔 바꿔 탈모도 예방하고
기분 전환도 해 보자

요즘 나이가 50대 후반이다 보니 몇 년 전부터 머리카락 숫자가 조금씩 줄더니 정수리 쪽 가르마 부근은 좀 휑한 느낌이고 주위에서도 그런 말을 하는 경우가 있다.

20, 30대에는 유난히 머리카락이 많았던 터라 탈모만은 적어도 걱정이 없겠다고 생각했는데, 은근히 신경이 쓰이기 시작한다.

여성 탈모의 특징 중 하나가 가르마를 중심으로 머리가 성글어 보이는 것이다. 왜 가르마를 중심으로 탈모가 더 진행되는 것일까 생각해 보면, 금방 이해는 간다.

계속해서 똑같은 가르마를 하고 있으면, 아무래도 그 부분은 머리카락의 보호막에 벗어나 있어 자외선에도 더 노출될 것이고, 오염물질 등에도 조금이라도 더 노출될 것이다.

짧은 시간이야 크게 영향을 받지 않겠지만, 가랑비에 옷 젖듯이 장기간 영향을 받으면 아무래도 그 누적 효과가 나타날 수밖에 없을 것이다.

머리카락을 자르고 머리 모양을 바꾸면 기분이 전환될 때가 있다. 마찬가지로 가끔 가르마 방향을 바꾸거나, 방향까지는 아니더라도 살짝 옆으로라도 바꾸어도 좋을 것이다. 아니면, 이번 기회에 좀 멋지게 헤어 스타일을 변신하여 가르마가 없는 형태를 취해 보는 것도 하나의 탈모 예방법이 될 수도 있겠다.

이런 얘기는 탈모가 심한 사람에게는 한가한 소리로 들릴 것이다. 점점 정수리 부분 머리카락이 빠지다 보면 저절로 가르마가 밑 쪽으로 이동하는 경우가 많기 때문이다. 이런 경우에는 기분 전환용이 아니라 반강제적으로 가르마가 이동하는 경우일 것이다.

두피를 건강하게 하고 혈액 흐름을 좋게 하는 간단한 방법들

모든 일이 그렇듯이 특히 건강과 관련해서는 균형과 항상성이 매우 중요하다. 동양적 용어로 표현하자면 중용(中庸)이라는 용어가 이에 해당할 것이다. 말과 표현이 쉽지 이를 판단하고 실천하는 것은 매우 어려운 일이다.

두피의 경우 피지를 예로 들어 보자. 너무 많아도 탈모의 원인이 되고, 너무 과하게 씻어 내도 탈모의 원인이 된다. 적당하게 유지되어야 건강한 두피가 되고 건강한 머리카락이 자랄 수 있다.

세정 기능의 유익성에도 불구하고 합성 계면활성제가 두피 건강에 매우 해롭다는 것에 대해서는 앞서 충분히 언급했다. 그 대안으로 현재처럼 너무 자주 사용할 필요까지는 없다는 점과 천연 계면활성제를 활용하는 것도 언급했다.

 과도한 피지를 제거하고 혈액순환을 잘되게 하기 위해 '**따뜻한 수건으로 두피를 10분 정도 감싸 주어 오염물질들과 각질, 과도한 피지를 제거하고 혈액순환이 잘될 수 있도록 하는 것**'도 하나의 합성 계면활성제에 대한 대안이 될 것이다.

 탈모 치료제를 바를 때도 찜질을 한 후에 충분히 말려 준 다음 사용한다면 흡수가 잘되어 더욱 효과가 있다.

 두피에 열이 있는 것은 좋지 않다는 점에 대해서는 누구나 공감할 수 있다. 그러나, 이를 너무 확대해석할 필요는 없을 것이다.

 심지어 어떤 의사는 머리를 감을 때 절대 따뜻한 물로 하면 안 된다고 한다. 드라이기도 사용하지 말라고 한다. 지나친 '오버'라고 생각된다. 그 정도에 빠질 머리카락이면 가만히 있어도 얼마 지나지 않아 결국 빠지고 말 것이다. 사우나를 좋아하는 사람은 그러면 탈모 때문에 평생 사우나도 하지 말아야 한다는 것인지 알 수 없다. 저자는 해도 된다고 생각한다.

 탈모의 원인으로 언급되는 두피의 열은 주로 몸속에서 지속적으로 나오는 열을 의미한다. 물론 오랫동안 외부로부터 뜨거운 열을 받는 것도 안 좋을 것이지만, 머리를 감거나 목욕을 하는 정도의 짧은 시간 동안의 뜨거운 물이나 증기를 받는다고 탈모의 원인이라고 말하기는 어려울 것이다.

탈모는 장기적 관점에서 대처해야 하므로, 너무 스트레스를 받는 방법들을 스스로에게 강요해서는 안 된다고 생각된다.

탈모 대응은 탈모가 시작되면 어찌 보면 죽을 때까지 평생 해야 하고, 하루 이틀 하다 그칠 성질의 것이 아니기 때문에 '지속 가능한 방법(Sustainability)'이어야 할 것이다.

극단적 방법이 필요한 아주 특별한 예외적인 경우를 제외하고는 방법 자체가 지나쳐서 스트레스를 야기할 수준이 되면 그것은 지속 가능하지 않다.

또한, 탈모 예방과 치료를 위해 우리 인생의 너무 많은 부분을 희생하는 것은 바람직하지 않다고 생각된다. 우리가 머리카락만을 지키기 위해 태어나지는 않았을 것이기 때문이다.

일과 중에 5분 정도씩 탈모 부위를 중심으로 손가락으로 꾹꾹 눌러 지압을 해 주거나 두드리거나 문질러서 마사지를 해 주면 두피의 혈액순환에 도움을 줄 뿐만 아니라 피로회복에도 도움을 줄 것이다.

많은 연구에 따르면, '두피 마사지'는 두피의 혈액순환을 촉진하여 모발 성장을 자극한다고 한다. 즉, 미녹시딜을 바르는 효과가 있는 것이다.

탈모 치료제를 바른 직후에 두피를 수 분간 마사지를 해 주면, 약이 두피 깊숙이 스며드는 효과가 있다. 치료 성분이 모낭이 자리 잡고 있는 진피(dermis)까지 흡수되기가 어렵고 이것이 얼마나 중요한 것인지는 이미 수없이 강조하였다.

즉, 치료제를 바른 후 두피 마사지를 하면, 피부 장벽을 이완시켜 주는 효과가 있어서 훌륭한 피부 투과 촉진제를 첨가한 것과 같은 효과가 있는 것이다.

두피에 자극을 줄 수 있는 간편하면서도 다양한 도구를 사용해도 좋을 것이다. 도구 중에서는 너무 뾰족한 것은 오히려 두피와 모낭에 상처나 염증을 일으킬 수 있으므로 삼가는 것이 좋다. 도구가 없으면 손가락이나 손바닥으로도 충분하다고 생각된다.

얼마 전 어느 유튜브에서 나이 지긋한 탈모 전문의가 탈모는 혈액 흐름과 전혀 상관이 없다는 말을 하는 것을 보았다. 정말 깜짝 놀랄 내용이다. 가장 널리 사용되고 있는 미녹시딜이 두피의 혈액 흐름을 좋게 하는 약인 사실을 잊은 듯한 태연하고도 권위 있는 모습이었다.

아마 미녹시딜이 모유두에 영향을 미치고 모유두의 신호 기능이 모발 생성에 도움이 된다는 한 연구 결과를 오해한 듯하다. 어떤 경로를 거치든 미녹시딜은 혈관 확장제일 뿐이고, 혈액 흐름이 원활해지면서 모유두에도 좋은 영향을 미쳐서 모유두의 신호 기능 등도 활발해지는 과정을 강조한 것뿐이다.

여기서 우리가 인정하여야 할 불편한 진실이 있다. 대부분의 의과 대학에서도 학생들에게 모낭이나 모발에 대해 집중적으로 가르치지 않았고 체계적인 연구 자체도 많이 부족하다. 즉, 의과 대학에 피부과는 있어도 '모발 의학과'는 없다.

상식적으로 생각해 보자. 모낭과 머리카락도 피부조직에 속하므로 피부과 의사가 탈모에 대해 접근하기는 훨씬 쉬울 것이다.

그러나 탈모는 피부만 안다고 해서 이해할 수 있는 분야가 결코 아니다. 별도로 공부하고 연구하지 않으면 탈모 전문가라고 부를 수도 없을 것이다.

모발을 전문적으로 연구하는 기업 및 교수도 우리나라에서 아직까지는 거의 없다. 우리나라에서 발간된 연구논문을 아무리 찾으려고 해도 아주 지엽적인 수 편에 불과했다. 즉, 탈모에 관한 전문가 자체가 거의 없는 실정인 것이다.

따라서, 탈모관련 전문 의원의 의사들은 대부분 피부과를 전공하고 모발 이식 시술 등 몇 가지 테크닉을 습득한 이후 '탈모 전문 의원'이라는 간판을 걸고 탈모치료를 하고 있다.

탈모 전문 기업도 탈모에 관한 깊이 있는 연구를 바탕으로 하기보다는 탈모와 연관시킬 수 있는 매우 지엽적인 기술을 탈모 분야에 접목하는 수준에 머물러 있다. 그리고는 정보의 비대칭성 등을 악용하여 대단한 기술인 양 광고를 하는 것이다.

즉, 우리나라에는 탈모를 제대로 연구하는 사람이 거의 없는 만큼. 시중에 나오는 탈모제품도 매우 지엽적인 지식에 바탕한 것이 대부분일 수 밖에 없다.

탈모 관련 정보(information)와 관련하여서도, 공식적이고 믿을 만한 정보가 충분히 제공되지 못하고 있는 실정이므로, 탈모인들은 Social Media, 인터넷, 가족, 친구, 직장 동료 등 비전문가들로부터 잘못된 정보를 얻는 경우가 많다.

현재의 수요 상황 및 향후 전망 등을 감안할 때, 의과 대학에 '모발 의학과'를 신설하는 것도 하나의 방안이 될 수 있다고 생각한다.

샴푸는 언제 하는 것이 좋은가

샴푸를 아침에 하는 것이 좋은가, 저녁에 하는 것이 좋은가와 연관될 수 있다. 참고로, 탈모 치료의 권위자인 서울대 의대 모 교수는 잠자기 전 샴푸를 하여 밖에서 묻은 오염물질을 씻어 내고, 아침에는 물로만 머리 모양을 잡는다고 한다.

그 이유는 낮에 활동하는 동안 두피에 묻은 오염물질들을 씻어 내고 잠자리에 들고, 저녁 사이에 두피에 오염물질이 묻을 일이 없으니 아침에는 물로만 머리카락 모양을 잡으면 된다는 것이다. 오염물질과의 접촉 시간을 줄이는 좋은 방법이다.

우리가 샤워를 언제 할 것인지와도 그대로 연관되는 문제라고 생각된다. 저녁에 하는 것이 더 좋을 것이다. 각자의 취향과 선호는 별개의 문제이다.

탈모 분야에 관심을 많이 갖고 있다 보니 관련 내용이 나오면 유심히 살펴보게 된다.

얼마 전 유튜브에서 어느 한의사 한 분이 나와서 반드시 지켜야 할 몇 가지를 얘기하는 와중에 샴푸는 반드시 저녁에 해야 한다고 강조하면서 이것을 안 지키면 큰일 날 것처럼 표현하는 것을 보았다.

탈모의 결정적 변수가 되거나 큰일이 날 정도는 아닌 것 같다. 가르마도 마찬가지이다. 이왕이면 탈모에 도움이 되는 쪽으로 하자는 정도의 취지로 이해하였으면 한다.

공부 못하는 학생이 밑줄은 열심히 많이 긋는데, 전부 중요하지 않은 곳에 긋는 것과 비슷하다. 그것들도 교과서에 있는 내용이긴 하다.

밤 10시부터 새벽 2시 사이는 피부가 스트레스, 자외선 등 외부 환경의 영향을 받지 않고 편안하게 휴식을 취하는 시간이며, 수면 중 피부는 피지 분비가 적기 때문에 상대적으로 높은 흡수율을 보인다. 이러한 특성들을 잘 활용해서 비싼 성분의 탈모 치료제가 있거든 저녁에 두피를 깨끗이 씻어 낸 후 바르는 것도 좋은 방법일 것이다.

잠을 자는 동안에는 피지의 분비량도 낮보다 적고, 잠자는 동안에는 특별히 오염물질과 접촉할 일도 거의 없다. 잠자기 전에 샴푸를 하고 아침에 일어나서 또 할 필요는 없다. 이의 연장선상에서 보더라도 저녁에 샴푸를 하는 것이 합리적일 것이다.

여기서 의미가 저녁마다 매일같이 샴푸를 해야 한다는 의미도 결코 아님은 앞서 이미 언급하였으므로 생략한다.

린스는 가급적 두피에 닿지 않도록 사용해야 한다

샴푸를 하고 나서 린스를 하면 머릿결이 부드러워지는 것을 금방 느낄 수 있다. 어렸을 적 린스를 처음 접했을 때는 '정말 이런 좋은 제품이 있나?' 하는 생각마저 들었던 기억이 있다.

그러나 린스는 영양제가 아니다. 머리카락을 일시적으로 합성 세라믹으로 코팅해 주어 머리카락이 부드럽게 느껴지고 윤기 나게도 보이는 것이다.

그런데 린스를 하고 나서 헹구기 위해서 물을 아무리 뿌려도 미끈미끈한 느낌이 쉽게 지워지지 않는다. 다 헹궈진 건지 잘 구분이 되지도 않는다.

린스 성분이 머리카락을 부드럽게 하고 윤기 나게 하는 것은 나름 좋은 기능인 것이다. 그런데, 이런 린스 성분이 두피에 닿으면 어떨까? 결론적으로 말하면 매우 좋지 않다는 것이다.

두피를 합성 세라믹으로 코팅해 버리는 효과가 나타날 것이다. 왜

안 좋은지에 대해서는 앞에서 충분히 설명하였으므로 생략한다.

따라서 린스를 사용할 경우에는 머리카락 위주로 사용하고 두피는 닿지 않게 하는 것이 좋다. **린스는 머리카락용이지 두피용이 아니기 때문이다.**

따라서, 린스는 머리카락이 짧은 남성들의 경우에는 가급적 사용하지 않는 것이 좋은 반면, 머리카락이 긴 여성들은 머리카락 위주로 사용하면 될 것이다.

먹는 것도 중요하지만, 비우는 것이 더 중요하다

정신적 육체적으로 비움(emptiness)은 참 중요하다는 생각이 들 때가 많다. 마음을 비워야 정신이 맑아지면서 불필요한 스트레스도 줄어들고, 신체적으로는 대변, 소변으로 잘 비워야 몸이 건강해지기 때문이다.

대변, 소변은 몸에 오래 머물수록 안 좋다는 것은 누구나 쉽게 알 수 있다. 음식을 소화시킨 후 찌꺼기가 몸속에 쓰레기처럼 쌓여 있으면 여러 가지 부작용이 발생할 것이라는 짐작쯤은 누구나 할 수 있기 때문이다.

요즘은 배고픈 사람보다 배가 너무 부른 사람들이 훨씬 많다. 필요이상으로 많이 먹어 문제가 되는 경우가 많은 것이다. 과식하는 것보다는 조금 덜 먹는 것이 신체적 건강뿐만 아니라 정신건강에도 훨씬 좋다. 과식을 하게 되면, 일단 정신 집중이 안 되고 속도 불편해진다.

잘 배출하기 위해서는 우선 물을 많이 마셔야 하고, 장운동을 촉진하여 변비 등을 막아 줄 수 있는 '식이섬유(dietary fiber)'가 많은 것 위주로 먹어야 한다.

식이섬유는 탄수화물의 일종의 다당류로서 소화가 되지 않는 성질이 있다. 즉, 영양분을 공급하는 역할(살을 찌게 하는 역할)을 하지 못한다. 여기에서 식이섬유의 미생물의 영향으로 인한 영양 공급까지 이야기하면 머리가 복잡해지니 그냥 이렇게 알아도 충분하다고 생각된다.

식이섬유는 육식에는 없고 오직 과일, 채소, 해조류 등 식물에만 있다. 그렇다고 이 식물들이 식이섬유만 있다는 것은 결코 아니다. 소화가 되고 살을 찌게 하는 영양분도 당연히 들어 있다.

식이섬유의 비중이 높은 식물을 먹게 되어 식이섬유가 물을 만나면 부풀어 오르게 된다. 즉, 영양분은 없으면서 포만감만 주게 되어 저절로 덜 먹게 되므로, 영양 과잉 섭취를 막아 주는 역할을 하게 된다. 힘들이지 않고 살을 빼는 데 효과가 매우 좋은 것이다.

둘째로, 식이섬유는 우리 입으로 들어가 장을 통하여 배출하는 역할을 주로 한다. 그 과정에서 위와 대장 운동을 활발하게 하고 대장 속의 노폐물과 발암 물질과 같은 독소들을 씻겨 나가게 한다. 즉, 변비 등을 예방하고 잘 배출하게 만드는 매우 중요한 역할을 하는 것이다.

적게 먹고 잘 배출하는 것이 건강에 더 중요하다는 점을 강조하였다. 식이섬유는 이 두 가지 기능을 동시에 하는 일거양득의 효과가 있는 것이다.

체감 효과도 매우 좋다. 다량의 식이섬유를 섭취하면 길어야 며칠 이내에 효과를 볼 수 있다고 한다.

식이섬유는 장내 유산균의 먹이가 되어 장 건강에 좋고, 포도당의 흡수를 지연시켜서 혈중 포도당의 농도를 일정하게 유지하여 당뇨병에도 도움이 된다.

식이섬유가 많은 식물은 미역, 버섯, 콩, 귀리, 고구마, 배, 사과, 바나나, 양배추 등이다.

참고로, 사람은 식이섬유를 소화시키는 능력이 없지만, 소와 같은 초식동물들은 셀룰로스를 분해하는 효소가 있어 이를 소화시킬 수 있다. 다만, 이 과정에서 이산화탄소도 많이 나오지만 메탄가스도 많이 나온다. 그래서, 환경론자들은 지구온난화의 주범의 하나로 소의 트림과 방귀를 지목하기도 한다.

긍정 마인드 및 자기 확신의 중요성

스트레스가 탈모의 한 원인이 될 수 있음을 언급했다. 따라서 '긍정적 사고방식(Positive mind)'은 탈모뿐만 아니라 여러모로 도움이 될 수 있을 것이다.

그러나 여기서는 좀 더 다른 측면에서의 긍정적 마인드를 생각해 보고자 한다.

인간을 대상으로 어떤 탈모 치료제가 효과가 있는지를 실험할 때, 진짜 치료 약을 투여하는 '실험 집단'과 가짜 약을 투여하는 '통제 집단' 둘로 나누어 비교하게 된다.

이때 사용하는 방법이 '맹검법'이라는 것이다. 피실험자 및 실험 평가자 등 실험에 참여하는 모든 사람에게 진짜 약인지 가짜 약인지 구분을 하지 못하도록 하는 방법이다.

왜 이런 방법을 써야 하는지 의문이 들 것이다. 왜냐하면, 공개한다한들 효과가 있는 것들은 효과를 낼 것이고, 가짜 약들은 효과가 없을 것이기 때문에 굳이 구분하지 못하도록 복잡한 절차를 만들 이유가 없을 것이기 때문이다.

두 가지 이유이다. 첫째는 효과에 대한 평가가 설문법 등 주관적인 측면이 매우 강하기 때문이다. 가짜 약인 사실을 알려준 상황에서 가짜 약을 투여한 사람에게 치료 후 질문을 했는데 효과가 좋았다고 대답하면, 완전 이상한 사람이 되는 길밖에 없다. 진짜 약을 투여한 사람도 비슷하다.

또 다른 중요한 것은 약이 효과가 있을 것이라고 강하게 확신하는 사람에게는 설령 가짜 약을 투입한 경우에도 효과가 나타날 수 있다는 것이다. 이것을 '플라시보 효과(Placebo effect)'라고 하며, 부정적 두려움을 갖는 사람에게는 가짜 약을 투입하였음에도 진짜 약의 부작용인 간지러움 증상과 심장의 두근거림 현상이 나타난다는 것, 이것을 '노시보 효과(Nocebo effect)'라고 한다.

어떻게 이런 현상이 발생하는지는 알 수 없다. 이것은 심리학의 영역에 속하는 부분이다. 아무튼, 심리적·정신적인 것이 신체 건강에도 상당한 영향을 미친다는 점을 시사하는 것만은 분명하다.

위와 같은 점을 감안하여 자신이 어떤 탈모 치료 방법을 선택했으면, 이것이 반드시 자신에게 효과가 있을 것이라고 확신과 믿음을 갖는 것이 필요하다. 이러한 믿음과 확신이 실제로 심리적 과정을 통하여 치료 효과에도 영향을 미치기 때문이다.

그런데, 자신이 선택한 치료 방법에 대한 믿음과 확신은 그 치료 방법들에 대한 기초지식을 갖추고 있을 때 더 분명하게 생겨날 수 있을 것이다.

약효식물을 치료 목적으로 사용할 때는
방법을 잘 선택해야 한다

우리가 기호식품으로 많이 마시는 것이 '커피'와 '차(tea)'다. 커피에 익숙한 우리의 예상과 달리, 세계적으로는 차를 커피보다 더 많이 마신다고 한다. 그런데 커피와 차는 마시는 방법이 상당한 차이가 있다.

커피는 매우 뜨겁게 해서 설탕과 우유 등을 혼합하여 남김없이 몽땅 마신다. 상당한 칼로리가 포함되어 있을 것이다.

반면 녹차는 80℃ 정도의 물로 우려내어 아무것도 첨가하지 않고 녹차 잎은 남기고 우려낸 물만 마신다. 녹차 자체가 칼로리도 거의 없고, 항비만(anti-obesity)의 성격까지 있고, 첨가물도 없으니 칼로리를 염려할 필요가 없다.

아무튼, 녹차는 더 높은 온도로 높이면 녹차에 포함된 카테킨과 테아닌 성분으로 인하여 떫은맛이 강해져 버리기 때문에 온도를 80℃ 정도로 해서 마신다고 한다.

여기서 커피와 녹차는 '기호식품'으로 맛과 풍미를 즐기는 데 목적이 있기 때문에 그에 걸맞은 방법으로 사용한 것이다.

그런데, 이를 건강 측면에서 살펴보면 위에서 언급한 대로 섭취하는 것은 이해가 되지가 않을 수도 있다. 녹차를 위와 같이 기호식품으로 먹는 방법은 마치 몸에 좋은 식물인 시금치를 삶아 시금치는 버리고 그 국물만 마시는 것과 같기 때문이다.

우리가 몸에 좋다는 식물이나 약효식물들에는 많은 성분이 들어 있어서 서로 함께 작용하여 치료 효과 등을 발휘하는 경우가 많다. 연구진들이 그 식물의 특정 성분이 좋다고 판단되어 그 성분만 분리·정제하여 사용하면 전체 성분을 활용할 때와는 효능이 형편없이 떨어지는 결과가 많이 나온다고 한다. 왜 그러는지 이유도 추정만 할 뿐 정확한 과학적인 근거도 찾기도 어렵다.

한 식물에 포함된 여러 성분은 여러 기준으로 분류하겠지만, 크게 물에 잘 녹는 '수용성' 성분과 물에는 녹지 않고 알코올 등에만 녹는 '지용성' 성분으로 나눌 수 있다. 한 식물에는 보통 수용성과 지용성 두 가지 성분 모두 포함하고 있다. 그 비중이 각 식물마다 조금씩 다를 뿐이다.

어떤 식물에 비타민A, B, C, D, E가 함유되었다고 가정해 본다. 이식물을 물로 끓여서 마시게 되면 수용성인 비타민 B, C만 섭취하고 나머지는 버리게 되는 결과가 될 것이다. 알코올로 추출하면 반대의 결과가 나올 것이다. 즉, 비타민B, C는 높은 온도의 물로 끓여야 추출되는데 끓이지 않으면 나오지가 않는다.

녹차는 암 예방부터 시작하여 항산화 등 우리의 건강에 엄청 좋은 성분들의 보물창고와도 같다. 그런데, 수분을 제외하고 고형물 중 수용성은 40%이고, 지용성이 60%를 차지하고 있다.

녹차를 100℃ 이상으로 아무리 끓여도 녹차에 들어 있는 영양소의 40% 이상은 추출할 수가 없다. 건강까지 생각한다면 녹차를 마시고 나서, 녹차 잎까지 꼭꼭 씹어서 먹는 것이 합리적인 방법일 수 있다.

하나의 예를 더 들어 본다. 우리가 상처를 치료할 때 쓰이는 '마데카솔' 약의 주성분은 병풀이라는 식물에 들어 있는 마데카소사이드, 아시아티코사이드, 마데카식산, 아시아틱산 4가지이다.

상처를 치료한다는 것은 피부를 구성하는 콜라겐 합성을 촉진한다는 의미와도 같다. 상처 치료에 쓰이는 또 다른 대표적인 식물이 '알로에'와 '우엉'이다. 아무튼 상처 치료에 사용되는 식물들은 피부 및 피부조직의 일환인 두피와 탈모에도 엄청 좋다고 생각하면 된다.

상처를 치료하기 위해서는 두피와 피부에 좋은 콜라겐을 합성하고, 염증을 제어하는 등 효능 등이 있어야 하기 때문이다.

병풀에 들어있는 4가지 성분을 어떻게 하면 추출할 수 있을까 많은 연구를 했을 것이고 지금도 최적의 방법을 찾기 위해 엄청난 연구가 이루어지고 있을 것이다. 우리나라에서는 충북에서 병풀 연구를 많이 한다. 그 지역에서 특산품으로 많이 재배하고 있기 때문이다.

충북도청 산하의 연구기관에서 오랫동안 병풀만을 연구하시는 박사님에게 병풀 추출 방법 등에 대해 자문을 구해 보았다.

병풀을 물로 끓이는 경우에는 4가지 성분이 모두 파괴되어 버린다.

주요 성분인 4가지 모두가 열에 약하기 때문이다. 알코올로 낮은 온도에서 추출해야 한다.

그러면, 다시 추출하는 알코올 도수가 문제이다. 30도, 50도, 70도 어떤 도수를 선택하는 것이 최적인지에 대한 것이다. 일반인은 30도 이상에 접근할 수 없지만, 산업계에서는 96.5도(알코올의 최고 순도) 짜리도 활용이 가능하니 무수한 실험을 할 것이다. 몇도 알코올에서 몇도 온도를 넘으면 안 되고 시간은 얼마나 하는 것이 좋은지 등 엄청난 조합과 실험을 해야 할 것이다.

두 번째 예이다. 여성 호르몬이 풍부하다고 알려져 있는 식물이 석류와 칡이다. 이들을 잘 달여서 차 형태로 매일 매일 부지런히 먹었다. 그런데, 그 차에는 석류와 칡의 고유한 향과 맛은 있을지언정 정작 목표로 했던 '에스트로겐'은 하나도 없을 수도 있다. 물로 끓이는 차 형태로는 추출이 안 되는 성질 때문이다.

결론적으로 어떤 식물에 몸에 좋은 성분이 있다는 것을 우리가 알게 되었을 때, 그 식물에 좋은 성분이 있다는 사실과 그것을 어떤 방법으로 '추출'해서 먹거나 바르냐에 따른 효과성은 완전히 또 다른 차원의 문제라는 점을 항상 염두에 두는 것이 필요하다는 것이다.

우리나라에도 식물을 연구하는 분들은 꽤 있다. 그런데, 이 중에는 의사 출신은 거의 없다. 약사나 식물학, 농업을 전공한 분들이 대부분이다.

즉, 탈모를 집중적으로 연구하는 사람도 드물뿐만 아니라, 식물과 탈모를 동시에 연구하는 사람은 더욱이 찾아 보기 힘들다. 지금까지 제대로 된 식물기반 탈모 제품이 나오기 힘든 이유이기도 하다.

즉, 최소한 탈모 분야에 있어서는 이에 대한 연구 자체도 매우 드물뿐만 아니라, 여러 분야의 교류를 통한 '학제적 연구'가 거의 없는 실정이다. 연구의 시너지 효과를 위해서는 식물과 탈모와 같은 연관 분야 연구자들의 활발한 교류가 필요하다고 생각된다.

탈모 예방 및 치료에 반드시 필요한 영양제는 '비타민C'다

사람이 생존하기 위해서 꼭 필요한 것을 꼽아 보자. 가장 중요한 것이 산소이다. 산소가 없으면 수 분 안에 죽는다. 다음으로 중요한 것은 물이다. 물을 마시지 못하면 보통 몇일 안에 죽는다. 물 다음으로 중요한 것이 무엇일까?

비타민C는 '수용성 성질'을 갖고 있어 몸에서 매우 중요한 역할을 하고, 이후에는 체외로 배출된다. 이것은 장점이자 단점이다. 끊임없이 보충해 주어야 하기 때문이다.

우리 몸에 수 개월 동안 비타민C를 보충해 주지 않으면 어떤 일이 발생할까?

신대륙 발견 이후 수 세기 동안 '대항해 시대'가 열렸다. 선원들은 수개월간 배 위에서만 지내야 했다. 당시는 냉장고가 없었기 때문에 식량은 곡류와 말린 고기가 대부분이었으므로, 비타민C가 들어 있는 채소나 과일은 먹을 수가 없었다.

비타민C를 수개월 동안 섭취하지 못한 선원들은 입에서 피를 흘리며 죽어갔다. 대항해 시대에 선원들의 제1 순위 사망 원인은 태풍도 해적도 아닌 비타민C 부족으로 인한 '괴혈병'이었다. 대항해 시대에 수개월의 항해가 끝나면 선원의 2/3를 죽음에 이르게 하는 무시무시한 병이었다.

괴혈병(壞血病, Scurvy)의 정의(定義) 자체가 비타민C가 부족해서 발생하는 병이다. 비타민C를 '아스코르브산(ascorbic acid)'이라고 부르는 이유도 괴혈병을 치료한다는 의미로 붙여진 이름이다.

비타민C가 부족하면 왜 피를 토하면서 죽는 괴혈병에 걸리는지 이유는 비타민C는 '콜라겐(collagen) 합성'을 위해 필수적인 요소인데, 콜라겐은 우리 피부의 진피(dermis)의 중요한 구성요소일 뿐만 아니라, 혈관 벽과 뼈 등에도 있는 중요한 물질이다.

즉, 비타민C가 결핍되어 신체 내에서 콜라겐 합성이 되지 않으면, 피부가 망가질 뿐만 아니라 '혈관 벽'이 무너지게 된다. 한마디로 혈관의 이곳저곳이 터져버리는 것이다. 가장 약한 부위 중 하나가 잇몸이다. 잇몸에서 피가 나기 시작하고 신체 내의 여러 부위의 혈관이 터지면서 입으로 피를 토하면서 죽는 것이다.

대항해 시대의 한 중간 시기인 1700년대에 영국의 한 군의관이 선원들이 피를 토하면서 죽어가는 것을 연구하다가, 비타민C가 많이 들어 있는 '레몬'과 '오렌지'를 먹였더니, 괴혈병이 현저히 줄어들었다. 매우 중요하고 의미 있는 치료법을 발견한 것이었다.

그러나, 왜 레몬과 오렌지를 먹으면 괴혈병이 걸리지 않는지는 전혀 밝혀내지 못하였으므로, 이러한 방법은 일부에게만 적용되었을 뿐 전체로 확산되거나 지속되지 못하였다. 이 방법에 대한 확신과 믿음이 없었기 때문에 일부에게 잠시 적용되고 사라져 버린 것이다.

그래서, 이렇게 중요한 발견을 한 이후로도 수백 년 동안 수많은 선원들이 괴혈병으로 죽어야만 했다. 비타민C가 우리의 생명 유지에 매우 중요함에도 불구하고, 1937년 헝가리 과학자 알버트 기오르기(Albert Giorgi)가 비타민C의 생리작용에 대해 밝혀내기까지는 아무도 그 중요성을 정확하게 몰랐던 것이다.

식약처에서 인정하는 비타민C의 주요 기능은 ① 활성산소로부터 세포 보호 기능, ② 콜라겐 합성 등 결합조직(피부, 혈관, 힘줄, 뼈 등) 형성과 유지시킴으로써 피부 및 혈관 등을 탄력 있게 유지하고 노화를 방지한다. ③ 철분 흡수를 증가시키고 적혈구를 생성하여 '빈혈'을 개선한다.

위 내용을 보면, 탈모 예방 및 치료를 위해 매우 중요한 역할을 할 뿐만 아니라, 우리의 신체 건강과 더 나아가서는 생명을 유지하기 위해 비타민C가 매우 중요한 역할을 함을 알 수 있다.

주변에서 탈모 방지 등을 위하여 맥주 효모, 비오틴 등 탈모에 좋다는 여러 가지 것을 먹는다. 그런데, 이번 기회에 한번 좀 곰곰이 생각과 추론을 해 볼 필요가 있다.

맥주 효모는 '피부에 지속적으로 접촉을 하였을 경우'에 피부와 탈모에 매우 도움이 된다는 것은 독일 맥주 공장의 사례 연구에서 밝혀졌다.

그러나, 맥주 효모를 먹으면 어떤 효과가 있을까? 모든 음식은 먹으면 소화 과정을 거친다. 첫째, 입에서는 탄수화물을 분해하는 '아밀라아제(amylase)'가 분비된다. 둘째, 위에서는 단백질을 분해하는 '펩신(pepsin)'과 강력한 산성을 지닌 '위산'이 분비된다. 그다음 단계인 이자(췌장)에서는 본격적으로 각종 소화 효소가 분비된다. 단백질을 아미노산으로 분해하는 '트립신(trypsin)', 지방을 지방산으로 분해하는 '리파아제(lipase)', 탄수화물을 포도당으로 분해하는 '아밀라아제(amylase)'가 그것이다.

이러한 모든 소화 과정을 거치고도 맥주 효모가 두피에 지속적으로 접촉했을 때 나타내는 탈모에 유익한 효과를 맥주 효모를 먹는다고 하여 발휘할 수 있을지는 솔직히 매우 의문이다. 콜라겐 덩어리인 돼지껍질을 많이 먹는다고 하여 우리 피부가 엄청 좋아지지 못하는 것과 같은 연장선상에서 생각해 보면 될 것이다.

비오틴은 대사작용을 촉진하고, 콜라겐 합성을 돕는 '비타민B7'이다. 비타민C와 유사한 기능을 하기 때문에 식약처도 탈모 기능성 화장품의 고시성분에 포함하고 있다. 하지만, 먹든지 바르든지 비타민C 만큼의 기능을 하지는 못할 것이다.

항산화제 역할을 하는 비타민(A, C, E)중 비타민C만이 '수용성'이기 때문에, 부작용이 거의 없이 대량으로 투여할 수 있다. 4,000년 역사를 가진 인도의 전통 의학인 아유르베다(Ayurveda)에서는 '항상성(homeostasis)'과 '균형(Balance)'을 강조하고 있고, 우리의 건강 등 일상생활 등에서 '과유불급(過猶不及)'은 매우 의미 있는 개념이다. 그러나, 이에 대한 유일한 예외가 비타민C가 아닌가 생각된다.

탈모를 포함한 만병의 근원이라고 할 수 있는 '과도한 활성산소'를 최전방에서 방어할 수 있는 물질도 비타민C이다. 필수 아미노산, 필수 지방산은 우리가 상대적으로 익숙한 용어이다. 그런데, '필수 탄수화물'도 있다. 그것이 바로 비타민C이다.

비타민C는 녹황색 채소류와 과일에도 풍부하게 들어있지만, 최근에는 적정 권장량의 100~200배에 달하는 '메가도스(megadose)의 비타민C 영양제'를 먹는 경우도 많다.

특히, 과로나 스트레스로 몸이 망가진 경우, 각종 질병에 걸린 경우 및 심장마비 위험군에 속하는 사람들은 메가도스 용법이나, 흡수율이 매우 높은 '정맥주사'를 맞는 것이 큰 도움이 된다고 한다.

특히, 흡연자의 경우에는 비타민C가 더욱 필수적이고, 비흡연자보다 매일 약 35mg이 더 필요하다고 미국 국립의학회는 발표한 바 있다. 흡연은 우리 신체의 '**지질의 산화**'를 촉진시키는데, 이를 현저히 줄여줄 수 있는 것이 비타민C이기 때문이다.

다만, 항암 치료를 받고 있는 사람들은 고용량을 피해야 한다. 항암제는 오히려 활성산소를 만들어서 암세포를 죽이는 과정을 거치게 되는데, 대표적인 항산화제인 비타민C가 항암제의 효과를 떨어뜨리기 때문이다.

한편, 비타민C는 산성이 매우 강해 속쓰림 등 '**위에 상당한 자극**'을 주게 된다. 위가 약한 사람들은 '**중화 비타민C(알칼리성 칼슘을 더해 산성을 중화시킨 것)**'이나, 인지질로 감싼 '**리포조말(liposomal) 형태**', '**에스테르화 된(esterfied) 제품**' 등을 복용하면 된다. 이들은 산성을 중화시키는 장점도 있지만, 비타민C의 지속시간을 6시간 정도에서 약 두 배 정도 증가시키는 또 다른 장점도 있다. 단점은 비싸다는 것이다.

비타민C는 '환원형'으로 존재할 경우에만 유익한 기능을 하며, 임무를 마친 이후에는 독성이 있는 '산화형'으로 변하게 된다. 또 다른 비타민C의 산화 요인은 '산소와의 접촉'이다. 비타민C가 풍부하게 들어 있는 오렌지 주스를 대용량으로 구입하여 병마개를 아주 꽉 닫지 않으면 산소의 유입으로 독성이 있는 '산화형'으로 변하게 된다. 즉, 약한 '독 주스'가 되는 것이다.

한편, 비타민E는 산화된 비타민C를 다시 '환원형'으로 전환시키는 기능을 하면서 자신은 장렬히 산화된다. 하지만, 비타민E는 산화되어도 비타민C와는 달리 독성이 없다. 따라서, 비타민C를 복용할 때, 비타민 E를 적정량(몸에 축적되는 '지용성'이므로) 복용하면 좋을 것이다.

비타민C의 단점도 하나 있다. 비타민C는 산성이 매우 강하므로 치아와 접촉하였을 경우에는 '치아를 부식'시키게 된다. 우리가 콜라가 치아에 안 좋다는 것은 잘 알고 있다. 그러나, 서울대 연구팀의 실험 결과에 따르면, 콜라보다도 오렌지, 레몬 주스가 더 치아를 부식시킨 다고 한다.

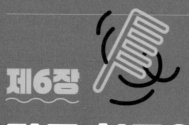

제6장
탈모 치료의
대안으로서 약효식물들

탈모 시장의 현주소

소득 수준이 높아질수록 탈모 치료에 대한 수요도 증가하게 된다. 일본은 이미 우리나라보다 탈모 시장이 10배나 크다고도 한다.

이와 같이 탈모 치료에 대한 수요는 이미 상당하고 앞으로도 더욱 커질 것이 분명함에도 불구하고, 이를 만족시킬 만한 치료제 공급이 부족한 것이 현실이다.

한마디로 요약하면, '치료제의 공급 부족 상황'이다. 수요자의 욕구를 제대로 충족해 줄 수 있는 제품을 공급하지 못하고 있는 것이다. 시간이 지날수록 당분간 수요와 공급의 괴리는 더욱 커져 갈 것이다.

연령별로 탈모에 대한 반응을 보면, 중장년층은 상대적으로 치료에 소극적인 반면, 여러 자료에 따르면, 20~30대는 적극적으로 지갑을 여는 행태를 보여 주고 있다. 20대 여성, 30대 여성, 20대 남성 순이다.

최근 젊은 층은 '발모제'가 아니라 간편한 '육모제'나 발모 효과가 있다는 샴푸 등을 찾는 경향이 크다고 한다. 이는 탈모에 관심이 많으면서도 이를 질병으로 여기지 않는 인식과도 어느 정도는 관련이 있을 것이고, 효과성과 안정성을 담보하는 치료제의 부재도 원인일 것이다.

제품별로는 샴푸나 린스 시장이 가장 크다. 이러한 현상은 우리나라뿐만 아니라 일본, 중국의 공통적인 현상이다. 그러나, 샴푸나 린스가 탈모에 얼마나 도움을 줄 수 있을지는 의문이다.

'신체 자산'이라는 용어가 등장했다. 자기 자신의 몸을 잘 가꾸는 것이 무엇보다 중요하다는 것이다. 머리카락도 중요한 신체 자산에 속한다. '머리카락 부자'라는 말이 나올 정도이다.

코로나19 이후 이러한 성향이 더욱 강해졌다고 한다. <u>요즘은 화장품이나 샴푸의 성분에 대한 관심이 많이 커지면서, 한약재나 천연 성분을 활용한 제품들이 주목을 받고 있다.</u>

탈모 분야에서도 미래의 키워드 중 하나가 'Green'이 되고 있다.

한의학의 본고장답게 중국 소비자들은 특히 한약 성분이 들어가는 제품을 선호한다고 한다. 중국 탈모용 샴푸에 가장 많이 들어가는 것이 생강, 하오수, 측백엽이다.

식물에서 대안을 찾으려는 노력들

탈모 치료 분야에서 상대적으로 부작용 등이 적으면서도 탈모 치료에 도움이 되는 것으로 널리 인식된 천연 약효식물이나 그 추출물이 대안으로 관심을 많이 받고 있다.

대표적인 것이 탈모에 좋다는 약효식물들을 함유한 샴푸들이다. 각종 탈모 치료에 효과적인 식물이 함유되어 있음을 강조하고, 그 식물이 탈모에 매우 효과적이라고 광고한다.

 탈모와 머릿결 관리를 위하여 과거부터 각 나라의 특유한 식물들을 이용하여 대처해 왔다. 이것은 대부분의 지역에 있는 전통이기도 하다.

 우리나라도 대표적인 것이 단옷날 창포물로 머리를 감는 풍습이다. 창포는 주로 우리나라에서 호수나 연못가 습지에서 자생하는 다년생 식물이다.

 각종 약효식물들을 바탕으로 한 한의학이 현실에서 각종 질병 치료의 한 축을 담당하고 있다. 한의학은 수술 등이 필요한 경우 등에는 대처하기 어렵다는 한계도 분명히 있지만, 양의학에 비해 몸을 보호하는 방향으로 치료를 한다는 점 등 많은 장점도 있는 것도 사실이다.

 탈모 분야에서는 특히 양의학에 속하는 화학 치료제의 한계가 분명하다. 고유의 탈모 치료제 자체가 없고 현재 사용하고 있는 치료제도 모두 다른 목적으로 개발된 치료제를 '차용'하고 있는 실정이기 때문이다.

 미녹시딜, 피나스테리드, 두타스테리드 등 기존 '차용'되고 있는 화학 치료제는 몇 가지 명백한 문제점이 있다.

 첫째는 효과성(Effectiveness)과 관련하여 효과가 그리 크지 않다는 것이다. 완전 치료와는 거리가 멀고 탈모의 일시 정지나 억제 정도의 효과밖에는 없다.

둘째는 부작용(Side effects)이 심각하다는 것이다.

셋째는 한 번 사용하기 시작하면 거의 죽을 때까지 사용해야 하는데 부작용 및 효과성 등을 감안할 때, 이것이 '지속 가능한 방법(Sustainability)'이 될 것인가에 대한 심각한 의문이 생긴다는 점이다.

이러한 이유로 탈모 치료의 약효식물에 대한 관심이 여타 질병들에 비해 많게 되고, 맥주 효모, 비오틴 등 여타 탈모에 좋다는 물질들에도 관심이 많은 것이 현실이다.

특히, 교육 수준과 소득이 높을수록 식물성 대안에 대한 관심이 높고, 약효식물의 자연적 특성으로 인하여 환자의 수용성(Patient Compliance)이 매우 높은 것으로 조사되었다.

그러나 이러한 여러 약효식물들에 대한 과학적인 검증과 연구는 최근 2000년대 들어서야 본격적으로 시작되었다.

지금까지의 연구 실험 결과를 보면, 위의 두 가지 화학약품에 비해 부작용은 상대적으로 적으면서도 효과는 오히려 좋은 식물 추출물들이 발견되기도 하였다.

최근의 연구 결과들을 살펴보면, 톱야자(Saw Palmetto)와 녹차(Green Tea)의 효과를 검증하기 위한 연구 논문이 가장 많다는 특징이 있다.

약효식물을 활용할 경우에는 많은 장점이 있다.

첫째, 화학약품에 비해 부작용이 적어서(부작용은 그 화학약품의 고유의 특성이므로) 오랜 기간 사용할 수 있다. 지속 가능한 방법인 것이다.

둘째, 화학 성분은 상호 상충적인 효과를 나타내는 경우가 많지만, 식물 성분들의 경우에는 **상호 시너지 효과(Synergy effects)**를 나타내는 경우가 많다.

셋째, 식물의 Essense Oil 형태는 구조가 Terpen 구조를 지니고 있고, 지방산 성분이 많아 별도의 피부 투과 촉진제 없이도 **피부에 잘 스며드는 특성**이 있다.

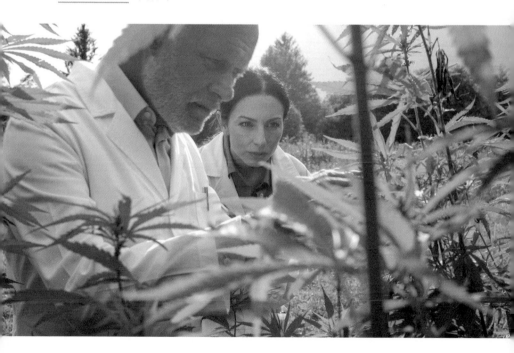

기존 치료제 못지않은
과학적 근거까지 있는 약효식물들이 있다

탈모 분야 이외의 일반 의약 산업에서도 약용 식물(Medical Plants)들이 치료제의 원천(Resource)으로 널리 활용되고 있다.

미국 FDA의 승인을 받은 약품 중 약 49%가 식물이나 그 추출물에 기반을 두고 있는 것으로 조사되었다. 그만큼 각종 식물이 인간의 각종 질병 치료와 밀접한 관련을 갖고 있는 것이다.

특히 탈모와 관련하여 최근 20년간 식물에 대한 연구가 활발한 것은 앞서 언급한 대로 기존의 화학 치료제인 미녹시딜이나 피나스테리드, 두타스테리드 등이 효과는 신통치 못한 반면, 부작용은 상대적으로 크게 나타났기 때문일 것이다.

우리나라의 창포라는 식물처럼, 사실 그동안 각 나라에서 다양하게 활용되는 식물들은 전통적인 측면이 강하고 어떠한 과학적 근거를 기반으로 하는 것은 아니었다.

자연 식물이라 하더라도 독성(Toxicity) 등 부작용이 있을 수 있다. 따라서 과학적, 이론적 검증이 안 된 식물들은 아무리 탈모 예방 및 치료에 도움이 된다고 주장되고 있어도 탈모 치료용으로 사용해서는 안 될 것이다.

각 나라나 지역에서 전통적으로 사용되는 식물들은 그 지역에서 구하기 쉬운 것 위주로서 효과성이 검증된 것도 아니다.

안전성(Safety)과 효과성(Effectiveness)에 대한 검증을 거친 식물을 사용하여야 한다. 그동안의 연구 노력으로 이러한 식물들이 다수의 연구 논문에 나타나고 있다.

그럼에도 불구하고, 혹시 모를 안전성 등을 고려하여 이 책에서 언급된 식물들은 모두 '식용 식물(edible plants)'로만 엄선하였다. 먹는 식물을 피부에 바른다고 하여 특별한 부작용이 있을 가능성은 매우 낮기 때문이다.

여기서 강조할 것은 이후 언급될 약효식물들은 경구용(먹는 방식)이 아닌 바르는 것(topically application)을 전제로 하고 있다는 것이다.

한의학 등의 영향으로 '약효식물' 하면 먹는 방법이 주로 생각난다. 그러나, 약효식물을 먹어야만 하는 것은 결코 아니다. 피부나 두피에 바를 수도 있는 것이다.

탈모는 인체의 가장 바깥 부분을 구성하고 있는 '피부에 관한 질병'에 속하므로 바르는 것이 오히려 다음과 같은 더 많은 장점이 있다고 판단되기 때문이다.

첫째, 먹는 약은 식도-위, 간-소장-대장 등의 소화기 계통을 거칠 수밖에 없어 일차적으로 소화기관에서 치료제가 흡수되어 목표 지점에 도달하기도 전에 대변과 소변으로 배출되어 버리거나 소화효소에 의해 변형될 가능성이 있다는 것이다.

둘째, 먹는 약의 경우에는 치료가 필요한 부위뿐만 아니라 전체 몸에 영향을 미치게 되므로, 'Systemic adverse effects'가 나타날 수밖에 없다. 반면에 바르는 약 형태는 이러한 부작용을 약 1/50 수준으로 낮출 수 있다고 한다.

셋째, 장기 사용에 따른 약효의 저하나 부작용 등도 염려할 필요가 없으므로, 그만큼 심리적 저항감이나 부담 없이 시도해 볼 수 있다는 점이다.

식물을 바탕으로 한 치료와 관련하여 가장 오랜 전통을 갖고 있는 나라는 중국의 한의학과 인도의 아유르베다(Ayurveda)이다.

※ 아유르베다(Ayurveda)

아유르베다는 고대 인도의 대체 의학 체계이다. 중국의 전통 의학인 한의학이 한국과 일본 쪽으로 전파되어 영향을 미친 것처럼, 인도를 중심으로 파키스탄, 네팔, 스리랑카 등 주변 국가들에 많은 영향을 미치고 있을 뿐만 아니라 티베트, 말레이시아, 태국 등에서도 많이 활용되고 있다. 4,000년 정도의 역사를 가진 전통 의학이다.

아유르베다에서는 특히 '항상성(Homeostasis)'과 '균형(Balance)'을 강조하며, 질병은 인체 기본 요소의 불균형으로 인

해 발생한다고 보고 있다.

즉, 항상성과 균형이 무너지면 탈이 나며 질병이 생기는 것이다. 나이가 들수록 어느 신체 기관이 작동을 제대로 못 하게 되는 경우가 늘어남에 따라, 항상성과 균형을 유지하기가 여간 어렵지 않다.

아유르베다는 질병의 예방과 치료, 건강과 장수의 방법으로 요가와 자연 식이요법, 오일 마사지, 약물 요법 등을 처방하는 총체적인 의학 체계로, 오늘날 인도에서는 100개가 넘는 5년제 대학에서 이에 대한 교육과 연구가 이루어지고 있다고 한다.

현재 아유르베다는 요가, 아로마 등과 함께 서방 등 여타 지역에서도 많은 인기를 얻고 있다.

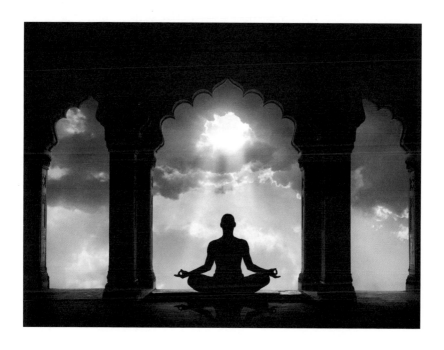

기존 치료제보다 효과가 좋은
약효식물이라도 약으로 만들지 못하는 이유

예를 들어 생각을 해 보자. 甲 제약회사가 A라는 식물을 연구해 보니 탈모에 엄청난 효과가 있다는 것을 발견하였다. 기존의 치료 약인 미녹시딜이나 피나스테리드와도 비교할 수 없을 정도로 효과가 뛰어났다.

먼저 알아야 할 것은 '치료제'로 허가를 받기 위해서는 '효과성'과 '안정성'을 엄격히 검증해야 하기 때문에 '표준화(Standardization)'가 전제되어야 한다.

그런데 여타 식물들과 마찬가지로 A 식물도 한 가지 성분만 함유하고 있는 것이 아니라 수많은 성분을 함유하고 있다. 이렇게 수많은 성분 중에서 어떤 성분이 어떤 과정을 거쳐 탈모 치료에 효과가 있는 것인지 밝히는 것은 또 하나의 어려움이다.

보통 약효식물이 어떤 치료 효과를 나타낼 때, 주성분이라는 것이 중요하지만 식물의 경우 여러 다른 성분들과 '상호작용'을 하면서 치료 효과를 나타내는 것이 대부분이기 때문이다.

아무튼, 甲 제약회사는 여러 어려움이 예상됨에도 불구하고, A 식물을 여러 차례 실험해 보니 기존 약보다도 효과가 일관성 있게 높게 나타나므로, 이 식물을 기반으로 탈모 치료제를 개발하면 '왕대박'이 날 것이라 기대하여 치료제 개발을 의욕적으로 추진하였다.

우선, 원료가 되는 A 식물의 충분한 양을 확보하기 위해 여러 지역에서 구입했다. 문제는 여기서부터 시작된다. A 식물이 매입한 지역마다 성분들이 모두 제각각이다. 이름은 모두 A 식물이지만 성분들을 분석해 보니 산지에 따라 성분의 양과 비중이 전부 제각각인 것이다.

이를 극복하기 위해 가급적 비슷한 성분이 되도록 생산지, 생산 시기 등이 똑같은 A 식물만을 구입하였다. 그런데 이번에 구입한 것은 유사한 성분이 함유되어 있겠지만 내년에는 동일한 산지라고 하더라도 그 지역 기후 등의 변화의 영향으로 성분이 또 바뀔 것이다.

아무튼, 동일 산지에서 구입한 A 식물을 여러 식물 추출 방법을 통하여 추출하고 농축을 하였다. 여기서 또 문제가 발생한다. 추출 방법상의 미세한 차이로 인하여 또다시 성분이 다 달라져 버리는 것이다.

위와 같이 어떤 한 식물 전체 성분을 활용하여 약으로 만들기에는 '표준화(Standardization)'라는 엄청난 장벽이 있다.

표준화가 되어야 많은 비용을 들여 임상실험도 하고 그 자료를 근거로 약품 허가를 받을 수 있다. 만약 표준화가 안 되면 한 번의 허가를 받기 위해 엄청난 시간과 비용이 소요되는 당국의 허가를 도대체 몇 번이나 받아야 할지 알 수가 없다. 승산이 전혀 없어져 버린다.

즉, 한 식물에도 이름도 외우기 힘든 너무나 많은 성분이 분포되어 있고, 식물들은 재배 지역의 온도, 토양, 채취 시기 등에 따라 같은 종이라 하더라도 성분들이 제각각이다. 이름만 같은 식물일 뿐, 실질적인 성분은 완전히 다른 식물인 것이다. 같은 성분을 갖는 식물이라도 '추출법'에 따라 추출된 성분이 달라진다.

위와 같이 식물은 표준화와는 정반대의 특성들만 가진 듯하다. 다양성이라고 표현해야 할 것 같다. 이것이 자연의 특성인 듯도 하다.

따라서 식물로 약품을 만들기 위해서는 허가에 필요한 표준화를 위하여 특정 성분만 추출하게 된다. 그런데 A 식물이 탈모에 엄청난 효과가 있다는 것까지는 발견했는데, 앞서 언급한 대로 어떤 물질이 어떤 경로를 통해 탈모에 도움이 되는지에 대해 알기는 사실상 불가능에 가깝다.

甲 제약회사는 울며 겨자 먹기식으로 효과의 일정 부분은 포기하고 몇 가지 물질만 추출하여 표준화를 하려고 마음먹었다. 그런데, 특정 성분만 추출하는 것이 전체를 활용하는 것보다 오히려 더 어렵고 비용도 훨씬 많이 소요된다는 사실과 효과가 식물 전체의 성분을 활용했을 때보다 훨씬 못하다는 것을 발견하고 그만 의약품화를 하는 것을 포기하고 말았다.

사실, 어떤 식물의 치료 효과는 여러 물질의 복합적인 작용(상호작용)으로 인하여 나타난 결과일 가능성이 크다. 이와 같이 탈모에 매우 효과가 좋은 식물을 발견하고도 이를 약으로 만드는 것과 당국의 허가를 받는 것은 또 다른 차원의 문제인 것이다.

여기서 강조하고자 하는 것은 어떤 식물이 탈모에 매우 좋은 효과가 있음이 과학적으로 검증된 것과 의약품화가 되는 것은 완전 별개의 차원이라는 것이다. A 식물의 경우 효과성은 검증되었으나, 의약품화는 거의 불가능한 것이다.

물론 표준화의 어려움 등으로 의약품화가 불가능하다고 하여 A 식물의 탈모 치료 효과가 있다는 과학적 근거까지 없어지는 것은 결코 아니다.

따라서 甲 제약회사는 A 식물의 몇 가지 성분만을 추출한 치료제를 만드는 대신에 A 식물의 여러 성분이 충분히 함유된 '기능성 화장품'을 만들기로 하였다.

기업의 입장에서는 치료제로 허가를 받으면 많은 장점이 있다. 소비자들에게 '홍보와 광고의 측면'에서 특히 그렇다.

치료제로 허가를 받기 위한 '표준화'가 장점만 있는 것은 아니다. 즉, 표준화를 기반으로 한 화학약품은 탈모의 여러 가지 원인 중에 오직 하나의 원인만을 타깃으로 한다. 예컨대, 미녹시딜은 혈류 흐름 개선, 피나스테리드는 남성 호르몬 억제 등이다.

반면에 표준화가 어려운 식물의 경우에는 이에 함유된 여러 성분과 영양 성분이 상호작용하여 여러 탈모 원인에 대해 동시에 작용할 수 있는 엄청난 장점도 있다.

예컨대, 갈근이 혈류 흐름을 좋게 할 뿐만 아니라, 에스트로겐이라는 호르몬 성분으로 호르몬을 조정해 주고, 두피에 좋은 비타민C 등 각종 영양분을 동시에 공급하는 것이다.

식물을 기반으로 한 제품은 치료제로 개발하기보다는 기능성 화장품으로 개발하는 것이 훨씬 많은 장점이 있다고 판단된다. 광고 효과를 제외한 실제 효과 측면에서의 의미이다.

식물도 환경이 성분을 좌우한다

어느 날 오후, '식물 추출 방법(extraction method)' 들에 대한 궁금증에 관한 자문을 받기 위해 전주에 있는 국립농업과학원(규모가 어마어마하다)을 방문하여 몇 분의 박사님들과 많은 대화를 나눈 후, 마데카솔의 원료가 되는 '병풀'이라는 식물이 탈모 치료에 많은 도움을 줄 것이라고 귀띔해 주셨던 한 박사님에게 추가적으로 물어볼 것들이 있어 통화를 했다.

병풀들에 관한 여러 연구 논문을 찾아 읽어 보니, 모든 병을 고친다고 해서 얻어진 이름 '병풀'과 호랑이가 사냥 중 상처가 나면 병풀 군락지에서 뒹굴어 상처를 낫게 했다고 해서 붙여진 '호랑이풀'의 이름에 걸맞게 모세혈관 생성, 염증 억제, 콜라겐 합성, 노화 방지 등 피부 및 탈모 치료에 엄청난 효과들이 검증되어 있었다.

약효가 좋은 병풀 원료를 어떻게 하면 확보할 수 있는지를 알아보다가 우리나라는 야생에서 자라는 병풀의 양은 많지 않다는 것을 알 수 있었다. 그러나, 소득 작물로 보급되어 온실 재배와 수경 재배까지 성공하여 우리나라에서도 생산량은 꽤 되고 수출까지 하고 있었다.

식물은 추출법에 따라서도 성분 차이가 많이 나는데, 수많은 식물 관련 연구 논문들에 따르면 생산 지역의 기후와 재배 방법에 따라서도 성분의 차이가 많이 나지 않느냐고 물어보았다.

요즘 온실 재배와 수경 재배 등으로 생산성을 많이 높이고 맛도 좋은 식물들이 농가 소득을 높이기 위해 많이 보급되어 있지만, 분명 성분은 차이가 있다는 것이다. 식용은 보기도 좋고 맛도 좋아지는 등 오히려 소비자 선호도가 높아지지만, 약용은 약성이 많이 떨어진다는 것이다.

즉, 온실이나 수경 등 너무 좋은 조건을 갖춘 상태에서 자란 식물들은 약성이 매우 약해지기 때문에 좋은 약 성분을 높이기 위해 가혹한 조건들을 일부러 가해 주기도 하지만 한계가 있다는 것이다. 마치 산삼과 장뇌삼, 인삼의 차이와 비슷하다는 느낌이다.

식용은 보관과 유통에 따른 문제 등으로 바로 채취하여 사용할 수 있는 국내산이 수입산보다 훨씬 좋을 것이다.

그러나 약용은 그 식물이 자라나는 기후, 토양 등이 약성을 크게 좌우하게 된다. 자연조건에서도 잘 자라나는 지역의 것과 자연에서 자라난 것을 사용해야 하는 이유이다.

이와 같이 인간의 질병을 치료하기 위한 용도의 경우에는 우리 농산물 애용을 강조할 수는 없을 것이다. 목적을 달성하기 어려워지기 때문이다.

아무튼, 우리 인간도 살다 보면 탈모뿐만 아니라 여러 어려운 상황에 처하는 경우가 있다. 식물에 비유하자면 비바람 등 악조건에 해당할 것이다.

당장은 어렵고 힘들겠지만 이를 지혜롭게 잘 대처하다 보면 인간으로서 꼭 필요한 내면적인 좋은 약 성분을 함유할 수 있는 기회도 될 수 있을 것이다.

식물 추출법이 왜 그토록 중요한 것일까

식물의 경우 같은 이름을 달고 있더라도 세부적인 종류로 들어가면 수백 종에 이르는 것들이 많다. 설령 같은 종류라고 하더라도 재배 조건이나 기후, 토양, 계절에 따라 성분이 정말 천차만별이다.

더 나아가 식물의 여러 성분 전반을 추출(Extraction)한 이후 특정 성분을 분리(Isolation)하는 과정이 있을 수 있다.

식물 추출법을 통해 얻고자 하는 유효한 성분은 결국 식물의 맛과 색뿐만 아니라 약효를 결정하는 폴리페놀(Polyphenol)의 일종인 플라보노이드(Flavonoid)라고 불리는 성분이다. 그러나, 플라보노이드 범주 내에서도 각각 매우 다양한 화학적 특징을 갖고 있다.

식물 추출 방법은 전통적인 방법부터 새로운 기술들을 활용한 방법까지 매우 다양하고, 같은 추출 방법 안에서도 온도, 시간, 용매, 용제, 압력 등 매우 다양한 변수가 작용하므로 똑같은 원재료라고 하더라도 식물 추출 방법 및 처리 공정의 선택에 따라 성분의 구성은 천차만별이다.

우리는 생활 중 식물을 탈모 등 건강을 위해 활용하는 경우가 많이 있다. 추출 방법에 따라 성분이 많이 달라지므로 추출 방법은 매우 중요하다.

간단한 원리를 알아 두면 식물을 활용하거나 식물 제품을 선택할 때 유용하다. 예컨대, 지용성 성분은 물로 아무리 끓여도 추출하기가 어렵다. 그러므로 이때는 소주 성분인 에탄올이나 아세톤, 클로로폼 등 유기 용매를 이용해야 한다. 또한, 열에 약한 지용성 성분을 물에 끓여 추출하면 그 성분이 파괴되고 엉뚱한 성분들만 나올 것이다.

특히 추출하려는 약효 성분이 얼마나 열에 강한 성질을 갖고 있는지가 매우 중요하다. 특히 지용성 성분이 주요 성분인 경우에는 충분한 약효를 갖기 위해서는 가급적 분자량의 변화를 초래할 수 있는 60도 이상의 열을 가하지 말아야 한다.

반면에 수용성이 주요 성분인 경우에는 높은 온도에서 장시간 추출하는 과정을 거쳐야 할 것이다. 이 경우 그 식물에 포함되어 있는 지용성 성분의 파괴는 불가피하다.

여기서는 식물 추출 방법의 기본 원리만을 이해하기 위해, 원재료의 특성 등을 감안하여 함유 성분의 약효를 그대로 유지할 수 있는 방법이자 식용, 화장품, 의약품 물질 추출 방법으로 적합하면서 가장 최신 기술 중 하나라고 할 수 있는 '초임계 유동 추출법(Supercritical Fluid Extraction, SFE)'만을 설명해 본다.

SFE 추출법은 Coffee Beans와 Hops의 추출법으로도 잘 알려져 있는 여러 형태의 원재료에 적용할 수 있는 친환경 추출 기술법이다.

짧은 시간에 높은 산출을 할 수 있다는 장점과 '온도'와 '압력'을 조절함으로써 점도를 조절할 수 있고, 열에 약하거나 쉽게 산화될 수 있는 유효한 플라보노이드까지 추출할 수 있는 장점이 있는 방법이다.

임계 유동 물질은 온도나 압력을 임계점(Critical Point)보다 높이게 되면 초임계(Supercritical) 상태가 된다.

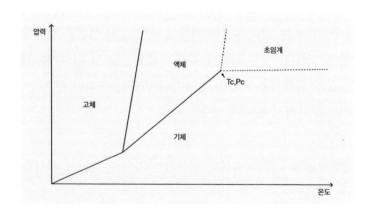

임계 유동 물질로 이산화탄소(CO_2)를 주로 이용한다. 낮은 온도(31도)와 낮은 압력(75bar)의 임계점의 특성을 가질 뿐만 아니라, 비활성, 비독성, 불연성, 비폭발성, 환경 친화성 등의 장점이 있고, 다른 추출법에서 필요한 용제의 제거 작업이 필요 없다는 장점이 있기 때문이다.

장비의 기본적인 구성과 원리는 아래 그림과 같다.

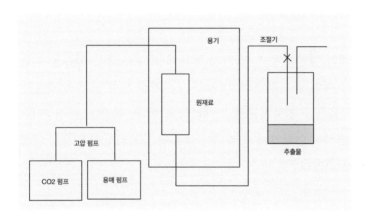

여기는 몇 가지 변수가 있다. 임계 유동 물질의 온도와 압력, 추출 시간, 용매(Solvent)의 타입과 양, 유동률(Flow Rate) 등이다.

용매로는 보통 이산화탄소를 사용하는데, 이산화탄소의 낮은 극성(Law Polality) 특성으로 인하여 극성이 있는 성분들을 놓칠 수 있으므로, 이를 보완하기 위하여 극성이 있는 에탄올을 파트너 용매로 병행해서 사용한다.

추출 효율을 높이기 위해서는 원재료의 분자 크기가 작을수록 좋다. 예컨대, 콩 그 상태보다는 콩가루가 훨씬 유리한 것이다. 또한, 용매

(Solutes)와 용제(Sovents)의 극성(Polality)이 같을수록 추출이 용이할 것이다.

식물 추출 방법은 수백 가지가 넘는다. 모두 각각의 장단점을 지니고 있다. 같은 식물이라고 해서 특정 추출 방법이 정해져 있는 것도 아니다. 더 나아가 같은 추출 방법에서도 수많은 변수가 작용함을 알 수 있다. 이러한 변수들의 변화에 따라서 추출되는 성분이 다 달라지는 것이다.

이 책의 앞부분에서 몇 가지 탈모에 효과가 좋은 식물들을 관련 부분에서 이미 소개하였다. 여기서는 추가적 또는 보완적으로 몇 가지 약효식물들을 집중적으로 소개하고자 한다. 기술(記述)의 흐름 및 강조를 위하여 앞부분과 중복되는 내용이 불가피하게 있음을 양해해 주시기를 바란다.

녹차(Green Tea)

녹차에 풍부하게 함유되어 잇는 카페인은 5AR 효소의 활동을 억제하고, 모낭의 성장을 의미 있게 자극하는 특성이 있을 뿐만 아니라 피부 흡수력이 매우 우수한 물질로서, 이를 두피에 바를 경우 탈모 예방과 치료에 큰 도움이 된다.

녹차는 강한 항산화, 항염 작용, 지방 감소 및 대사 작용을 하는 것으로 잘 알려져 있다. 심장병 및 치매 예방과 항암 효과도 있다고 한다.

한 임상 실험에서는 10명의 참가자 중 80%가 24주간의 녹차 추출물 등 혼합물 치료를 통하여 모발 성장이 현저히 증가했다고 한다.

한편, 녹차는 두피의 단백질 수준을 유지하게 하고, 적정한 수분과 영양을 공급하고, 폴리페놀의 일종인 'EGCG(Epigallocatechin-3-Gallate)'라는 물질이 들어 있다.

한 연구 결과(참고 문헌 3)에 따르면, 피나스테리드와 동등 수준의 5AR 효소의 활동을 억제하는 효과가 있으며, 모유두세포를 활성화시킴으로써 모발 성장을 촉진하는 것으로 밝혀졌다.

EGCG는 카테킨(Catechin)으로 알려진 플라보노이드(Flavonoid) 일종으로, 모낭을 자극하고 두피와 세포의 손상을 막아 줌으로써 모발 성장에 도움을 주는 것으로 추정되고 있다.

서울대학교 연구진이 실제 사람 모낭을 대상으로 한 EGCG의 모유두에 대한 실험에서도 매우 효과가 좋은 것으로 밝혀졌다(참고 문헌 7).

이뿐만 아니라, EGCG는 항산화 작용이 뛰어나 비듬 등 두피 관리에 도움이 될 뿐만 아니라, 항암 효과, 심장 질환 위험 감소 등의 효과까지 있는 것으로 알려져 있다.

참고로, EGCG는 수용성 성분이다. 따라서 초임계 추출 방법으로 녹차 잎을 추출하면 EGCG 성분은 거의 나오지 않는다. 열수 추출 방법을 적용하여야 한다.

 녹차 잎에 초임계 추출법을 적용하여 '식용유' 용도의 오일을 추출하기도 한다. 이 식용유를 탈모 부위에 아무리 바르더라도 거기에는 EGCG가 거의 없다. 즉, 용도에 따라 식물의 추출 방법이 달라져야 하고, 그 방법대로 추출한 것을 사용해야 그 용도의 목적에 부합하게 되는 것이다. 녹차 추출물이라고 해서 다 같은 것은 아니라는 것이다.

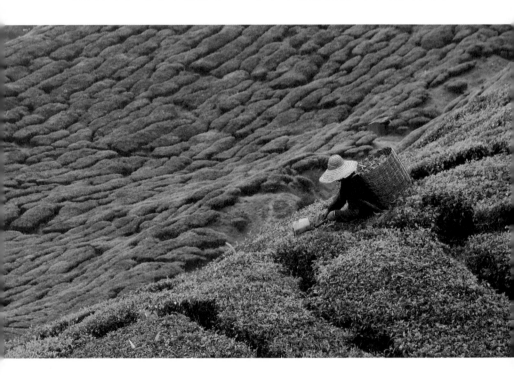

사과(Apple)

일본의 과학자들이 사과에는 'Procyanidin(프로사이아니딘) B2'라는 탈모 예방과 치료 효과가 뛰어난 놀라운 물질이 들어 있다는 연구 논문들을 연달아 발표하였고, 이에 관한 심층적인 실증 연구에서 무려 300%의 모발 성장을 촉진한다는 사실을 입증하였다(참고 문헌 6).

2017년 이탈리아 과학자들도 일본 과학자들의 발표를 다시 한번 검증하기 위해 인간을 대상으로 실험을 실시하였다. 탈모 부위에 바른 이후 불과 2달 만에 모발 성장, 모발 밀도, 케라틴 함유의 증가가 나타났다(참고 문헌 28).

1% Procyanidin B2의 탈모 치료에 대한 효과는 미녹시딜이나 피나스테리드보다도 오히려 더 높은 것으로 조사되었다.

우리나라 국립농업과학원도 2022년에 사과의 종류별, 부위별로 Procyanidin B2 함유량 차이가 얼마나 되는지를 연구하여 발표하였다(국내산 사과의 품종별 Procyanidin B2, C1 함량 및 분석법 검증). 그 결과, 사과의 여러 종류 중 경북 문경에서 재배되는 '감홍'이라는 종류가 월등히 높고, 부위별로 보았을 때는 '껍질' 부위가 다른 부위의 5배에 달한다는 발표를 하였다.

Procyanidin B2는 모발을 성장시키는 성장인자로서 모발의 성장과 밀도에 매우 뛰어난 효과를 보여 주었고, 어떠한 부작용도 발견되지 않았다.

미녹시딜은 기본적으로 'Potassium Channel Opener'로서, 두피 세포의 성장을 촉진함으로써 탈모 치료에 도움이 되는 것으로 잘 알려져 있다.

Procyanidin B2도 두피의 케라틴과 두피 세포의 성장과 이동의 촉진제로 작용할 뿐만 아니라, 모낭 주기의 성장기의 조기 도입을 촉진하는 것으로 연구 결과 밝혀졌다.

사과 추출물을 탈모 부위에 바르면 불과 2달 만에 모발 성장, 밀도 등에서 상당한 효과가 나타나기 시작하였고, 효과의 정도도 기존 약품인 미녹시딜이나 피나스테리드에 결코 뒤지지 않는다는 것이 실제 실험 결과이다.

그리고, 매우 강력한 항산화 작용으로 염증을 치유하는 능력이 있을 뿐만 아니라, 모낭의 대부분을 구성하는 단백질 분해를 억제하는 효과가 있다.

연구 결과 Procyanidin B2는 인간 피부에 적용 시 매우 안전할 뿐만 아니라 알레르기 반응도 없는 것으로 밝혀졌다.

다만 한 가지 고려해야 할 것은 우리가 과일로 먹는 일반 사과를 조금 더 먹거나 두피에 바른다고 해서 위의 연구 결과와 같은 성과를 거두기는 어렵다는 것이다. 왜냐하면, 위 실험들은 매우 농축된 형태의

재료를 활용한 경우에 해당하기 때문이다.

병풀(호랑이풀)

상처 치유에 많이 쓰이는 '마데카솔(Madecassoside)' 연고의 주성분으로 잘 알려진 식물이다.

앞서 언급한 바와 같이, 병을 치유하는 식물이라고 해서 붙여진 이름 '병풀' 또는 호랑이가 사냥을 하다 몸에 상처가 나면 이 식물 위에서 뒹굴어 상처를 치유한다 하여 '호랑이풀'이라고도 한다.

인도의 고대 의학 아유르베다에서는 최고 중의 최고라는 뜻으로 '브라마(Brahma)'라고 불렀으며, 중국 한의학에서도 매우 중요시하는 약재로 수천 년 전부터 활용하였다. 병풀은 맛이 없고, 향도 없고, 습지에서 잘 자란다.

병풀에는 Madecassoside뿐만 아니라, Triperpene, Madasiatic Acid, Asiaticosides, Asiatic Acid, Brahmoside, Brahminoside, Centelloside와 약리적 작용 및 경로는 정확히 밝혀져 있지 않은 다양한 유효한 물질이 함유되어 있다.

병풀은 이름에 걸맞게 매우 다양한 약재로 사용된다. 상피세포의 증식·이동과 콜라겐 합성, 혈관 형성, 장력 형성, 항산화, 항염 작용 등의 효과로 상처 치료에 사용될 뿐만 아니라, 다양한 피부 관련 치료제로 사용된다.

이러한 특성으로 인해 피부 관리를 위한 화장품으로도 폭넓게 사용되고 있다.

병풀은 먹는 약으로도 널리 활용되고 있는 만큼 독성이 없고 안전한 것으로 알려져 있다. 다만, 피부에 바르면 잠시 따가운 느낌을 주고, 아주 드물게 알레르기 현상이 있을 수 있다. 하루에 여러 차례, 그리고 수년간 오랫동안 적용해도 비교적 안전하다는 것이다.

한 연구 결과에 따르면 병풀 추출물은 숙성될 경우 항염 및 보습 효과가 뛰어나다고 한다. 숙성 결과, 아시아티코사이드(Asiaticosides)를 비롯한 전반적인 유효 성분 함량이 증가했으며 이는 숙성 병풀 추출물이 항염 효과와 보습 및 탄력 증진에 큰 효과를 가진다는 것이다.

또한 낮은 세포 독성으로 높은 생육 증진을 보인 것을 통해 면역 증진 효과를 입증했다.

어떤 탈모 환자분의 경험담에 의하면, 본인이 탈모 치료를 위해 병원도 가 보고, 탈모에 좋다는 방법은 다 해 보았지만 별 효과가 없었는데, 알코올로 수개월 숙성시킨 병풀 추출액을 두피에 매일 바르고 약 4개월 후에는 다른 사람들이 가발을 썼냐고 할 정도로 탈모 치료에 효과가 컸다고 한다.

저자는 위 경험담이 전혀 상업성 의도가 없다는 점 등을 감안할 때, 사실이라고 생각한다. 여러 자료를 통해 병풀의 탈모를 포함한 피부에 대한 놀라운 효능들을 알게 되었고, 개인에 따라서 충분히 그만한 효과를 낼 수도 있다고 생각되기 때문이다.

병풀에 대한 그동안의 과학적 검증은 수백 건에 이를 정도로 하나하나 인용이 어려울 만큼 많이 이루어졌다.

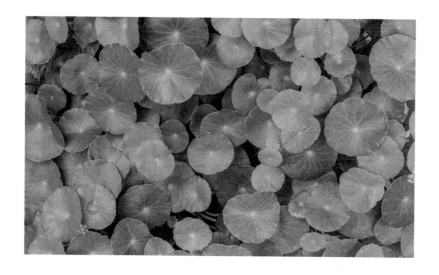

알로에 젤(Aloe Vera Gel)

매우 더운 나라를 여행하다가 화상을 치료하거나 예방하기 위해 알로에 젤을 바르는 경우를 경험했을 것이다. 아주 시원한 느낌을 줄 뿐만 아니라 흡수도 잘되고 화상 등에 효과도 탁월하다.

고대 마케도니아의 알렉산더 대왕이 대외 정복 원정 시 병사들의 '상처 치료'를 위해 사용하였고, 알로에라는 식물이 없었다면 대외 정복도 하지 못했을 것이라는 좀 과장된 듯한 풍문도 있다.

또한, 고대 이집트의 클레오파트라는 알로에 젤로 채워진 비밀 수영장을 만들어 한밤중에만 몰래 이용하여 피부를 관리하였고, 의학의 아버지 히포크라테스는 알로에로 임상을 하였다는 등 알로에와 관련된 일화는 많이 있다.

제2차 세계 대전 말인 1945년 일본 본토에 떨어진 두 개의 원자 폭탄으로 인하여 많은 사람이 방사능에 의한 화상을 입게 되었다. 그래서 여러 약을 다 써 봤지만 방사능으로 인한 화상은 낫지 않았다. 그런데 방사능으로 모든 생명체가 사라진 땅에서도 한 식물이 자라고 있는 것을 발견하였고, 이 식물을 가져다가 상처에 발라 보았더니 신기하게 상처를 낫게 할 뿐만 아니라 흉터도 남기지 않았다. 바로 이 식물이 알로에였다는 설도 있다.

고대 그리스 과학자들은 '만병통치약'으로, 그리고 이집트인들은 '불멸의 식물'로 불렀을 정도로 알로에는 현재에도 미국, 유럽 등에서 각종 식용, 화장품, 치료용으로 가장 많이 사용하는 백합과 식물이다.

식물 중 식용 및 약용으로 활용되어 전 세계적으로 가장 큰 시장을 형성하고 있는 것이 알로에라고 한다. 그만큼 많은 분야에서 활용되고 있는 것이다.

알로에는 250여 종이 있다. 이 중에서 Aloe Vera Linne과 Aloe Aborescns라는 두 종류만 치료 목적으로 사용된다.

피부 진정제, 자외선 차단제, 세정, 항균 및 항염 작용을 통한 상처 치료, 피부 염증 치료제 등 피부학에 거의 쓰이지 않는 곳이 없을 정도로 광범위하게 활용되고 있다. 물론 화장품 용도로도 많이 쓰인다.

2006년 한 연구 결과에 따르면, 알로에 젤에는 C-glucosyl chromone이라는 물질이 있어 두피의 비듬과 염증에 탁월한 효과가 있는 것으로 밝혀졌다(참고 문헌 31).

알로에에는 Polysaccharides, Vitamins(A, C, E, B12), Folic Acid, Tannins, Enzymes, Minerals, Salicylic Acids, Fatty Acide, Amino Acids 등 피부에 도움이 되는 무려 75가지의 물질이 포함되어 있어, 두피에 바를 경우 각종 영양분을 공급하는 역할을 한다.

잎의 가장 안쪽에 있는 천연 젤의 약 3%를 차지하는 사포닌은 천연 계면활성제로, 훌륭한 피부 투과 촉진제 작용뿐만 아니라 콜라겐 형성 및 혈류의 개선으로 탈모 예방 및 치료 효과를 준다.

한편, 피지샘에서 나오는 과도한 기름 등을 제거하는 데도 매우 효과적이다. 여타의 화학제품과는 달리, 알로에에 들어 있는 '에모딘 성분'은 머릿결 손상이 없고 머릿결을 부드럽고 빛나게 하는 효과가 있다.

알로에는 건조한 사막 기후에서도 자체 내 다량의 수분을 저장해 강한 생명력을 나타낸다. 이러한 특성을 반영하듯, 탈모의 원인이 되는 건조한 두피에 'Mucopoly-saccharides'라는 함유 물질이 수분을 묶어 두는 역할을 함으로써 보습 효과를 준다.

충분히 경로나 물질들이 밝혀지지는 않았지만 Mucopoly-saccharides뿐만 아니라 여러 성분이 복합적으로 작용하여 피부에 수분을 공급하고, 피부 친화적 역할을 하고 있다.

한편, 함유된 각종 호르몬은 세포 사이의 콜라겐과 탄력 섬유를 생산하여 피부 주름을 줄여 주고, 피부조직을 탄력 있고 부드럽게 하여 Anti-aging 효과가 뛰어나다.

두피의 열이 높아질 경우 머리카락을 생산하는 모낭의 세포들이 노화하거나 제 기능을 하지 못해 탈모를 촉진하기도 한다. 알로에는 Cooling Effect가 크다.

『동의보감』에서도 알로에 젤은 찬 성질이 있어 심장의 열과 답답한 증상을 완화시키는 등 몸속의 열을 내려 주는 효능이 있으면서도 독은 없다고 정의했다.

알로에에 들어있는 '알로에틴'이나 '알로마이신' 등은 신체 내의 유해 물질을 분해하는 작용을 하고, '뮤신'이라는 성분은 세포의 노화를 방지하고 피부의 탄력을 증가시키는 효능이 있다.

또한, 알로에는 '면역력 강화'에도 도움이 크다고 알려져 있다. 정확한 기제는 밝혀지지 않았으나, 풍부한 다당체와 식이섬유들이 도움을 주는 것으로 추정된다.

피부를 위한 식물, 다시 말하면 두피와 탈모를 위한 식물이라고 불러도 손색이 없을 식물이다.

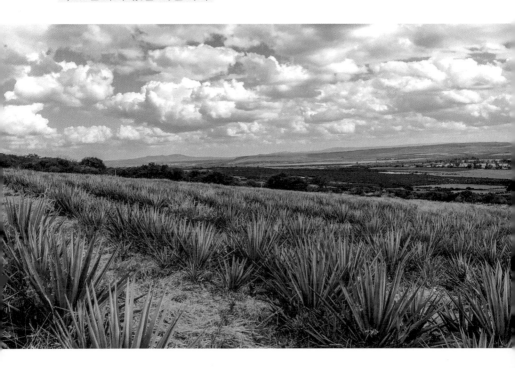

박하(Peppermint)

유럽이 원산지이다. 그리스, 이집트, 로마 등에서 매우 오래전부터 약제나 식용의 향료로 사용해 왔다.

박하 잎에서 추출되는 주요 성분은 '멘톨(Menthol)'이다. 소화를 촉진하여 위장 계통의 약제나 두통 치료제로 널리 사용될 뿐만 아니라, 화장품, 향수 등으로도 활용된다.

멘톨은 매우 강력한 흡수 촉진제이며, 접촉 부위의 혈관을 확장하여 혈액순환을 향상시킴으로써 모낭에 필요한 영양분이 충분히 공급될 수 있도록 할 뿐만 아니라 모낭이 피부조직에 잘 생착할 수 있도록 도움을 준다.

피부 투과 촉진제로서 2% 멘톨은 8% Azone의 절반 수준의 효과를 보였고, 멘톨 오일은 더욱 높은 효과를 보여 주었다.

또한, 강력한 항산화제이자 항진균제 및 항염증 성분이 풍부히 함유되어 있어 모발 염증이나 가려움증을 치유함으로써, 탈모 방지 및 모발 성장에 도움을 준다.

두피의 열을 낮추어 주는 'Cooling Effect' 역시 뛰어나다. Cooling Effect를 활용하기 위해 화장품 등에서도 널리 활용되고 있다. 또한, 부분적인 마취 효과와 진통제 역할을 한다.

마우스를 대상으로 한 미녹시딜 등과의 비교 연구 실험(참고 문헌 18)에서 박하는 모유두의 혈관 형성 등으로 모발 생성이나 조직학적 분석에서 비교 대상인 미녹시딜 등 어떤 물질보다도 더 우수한 결과를 나타냈다.

박하 오일은 미국 FDA가 일반적으로 안전한 물질(GRAS)로 분류하고 있다. 여타의 연구에서도 강한 양에 대해서도 독성이 거의 없는 것으로 판명되었다.

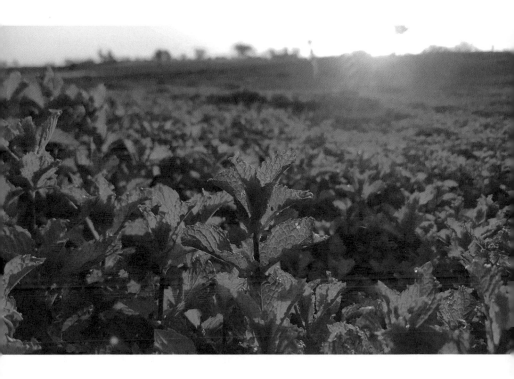

인디언 구스베리(Indian Gooseberry)

인도 전통 의약술인 'Ayurbeda(아유르베다, 생명에 관한 지식이라는 뜻)'에서는 인디언 구스베리를 '매우 성스럽고, 각종 치료에 효과가 좋은 식물'로 표현하고 있다. 특히, 모발 관련한 치료에 널리 활용되고 있고, 태국에서 특히 탈모 치료제로 널리 활용되고 있다.

모발이 잘 자라나기 위해서는 모낭이 충분한 영양분을 공급받을 수 있도록 혈액순환이 매우 중요하다.

인디언 구스베리는 혈액순환을 자극하는 알칼로이드, 플라보노이드, 아미노산을 함유하고 있다. 또한, 철분(Iron)이 풍부하여 혈액에 산소를 충분히 공급하고 모발의 성장과 유지에 필수적인 철분 대사(Iron Metabolism)를 촉진한다.

또한, 피부조직을 강화시키는 콜라겐 합성에 도움이 되는 비타민C가 특히 풍부하다. 모유두의 성장을 촉진하고, 5AR 효소를 억제하는 폴리페놀과 모발 형성 물질인 칼슘도 풍부하다.

인디언 구스베리는 리올레릭산, 올레익산 등 불포화지방산도 풍부하여 머리의 염증, 비듬 등을 막아 주는 강력한 항산화제이다.

모낭 주변에 열이 과도할 때 이를 제어할 수 있는 타닌이 들어 있어, Coolant로서 작용하고, 모발 조직을 구성하는 케라틴 단백질이 타닌과 쉽게 결합하여 모발이 잘 자라나게 한다.

한 실증적 비교 연구(참고 문헌 21)에 따르면, 인디언 구스베리 추출물은 미국 FDA의 승인을 받은 피나스테리드나 미녹시딜보다도 5AR 효소를 억제하고, 모발의 성장을 촉진하는 것으로 밝혀졌다.

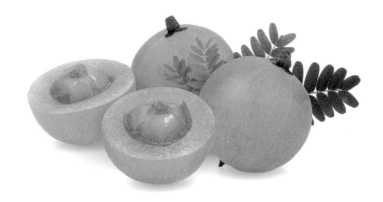

포도씨유(Grapeseed Oil)

일본의 과학자 중 Tomoya Takahashi라는 정말 대단한 사람이 있다. 탈모에 좋은 식물을 찾아내기 위해 무려 1,000여 종의 식물을 연구하였다고 한다.

앞에서 언급한 사과에 '프로사이아니딘(Procyanidin) B2'라는 물질이 있다는 사실을 발견한 일본인이 바로 이 과학자이다. 그래서 (참고 자료 6)에서도 인용한 바 있다.

Tomoya Takahashi의 집념도 정말 대단하지만, 그만큼 일본도 탈모 문제가 우리나라 이상으로 심각한 상황인 듯하다.

실제로 조사를 해 보면, 한국, 일본, 중국, 3개국 중 일본의 전체 인구 대비 탈모 인구 비중이 약 30%로 가장 높게 나타난다고 한다. 3개국만 비교한 이유는 인종마다 피부 색깔이 다르듯 탈모 현상도 인종마다 조금씩 다르기 때문이다.

아무튼, Tomoya Takahashi라는 과학자는 사과뿐만 아니라 포도씨유도 탈모에 뛰어난 효과가 있다는 사실을 밝혀냈다.

포도씨 추출물 속의 항산화제(OPC, Oligomeric Proantocyanidin)는 응축된 타닌의 일종으로 다중 형태이다. 이 물질은 기본적으로 항산화제로, 항염증 작용과 함께 모세혈관 등의 보호 기능을 한다.

또한, 혈관을 보호하고 고혈압 예방과 천연 혈액 희석제로 작용한다. 즉, 미녹시딜처럼 혈류 흐름을 좋게 해 준다는 의미이다.

흥미로운 사실은 단일 형태 분자 구조는 모발의 성장 촉진 성질을 갖고 있지 않다는 것이다. 따라서, 모발 성장 촉진 작용은 다중 형태 분자 구조에 달려 있다는 것이다.

Tomoya Takahashi의 연구에 따르면, 포도씨로부터 추출한 프로안토사이아니딘(3%)이 미녹시딜(1%)보다 모낭세포의 증식에 더 효과적(230:160)이라고 한다.

또한, 모낭 주기의 성장기 전환 촉진 효과는 프로안토사이아니딘(3%)과 미녹시딜(1%)이 비슷하였다.

프로안토사이아니딘은 피부 컨디셔너로 널리 사용되고 있고, 어떠한 부작용도 없는 것으로 나타났다.

포도씨유는 리놀레인산을 함유하고 있어 피부에 보습과 영양을 주면서도 유분이 적어 지성 피부에 적합하다. 사용감이 가벼워 여름에 사용하는 로션에 많이 들어간다.

위 내용을 한마디로 요약하면, 포도씨유가 미녹시딜에 결코 뒤지지 않는 탈모 치료 효과가 있다는 것이다.

어성초(Chameleon plant)

어성초는 최근 들어 정말 유명해진 식물이다. 탈모 치료에 없어서는 안 될 식물처럼 인식되던 때도 있었다. 생선 비린내가 난다고 해서 어성초라고 불린다.

얼마나 과학적인 근거에 기반한 것인지 궁금하여 관련 자료들을 최대한 찾아보았다. 그런데, 어성초의 탈모 치료 효과에 대해 구체적으로 연구한 결과들은 하늘 높은 줄 모르고 치솟던 그 인기에 비해서는 많지 않았다. 외국의 연구 논문은 찾아볼 수가 없었다. 인기와 과학적 근거가 반드시 비례하는 것은 아닌 듯하다.

방송에 출연한 한 출연자의 영향과 거기에 부합한 군중심리의 결과

인 듯하다. 즉, 솔직히 어성초의 탈모에 대한 효과가 좀 과장이 많이
되었다는 느낌이 든다.

아무튼, 어성초는 식용뿐만 아니라 전통적으로 폐렴, 고혈압, 고혈
당, 면역 강화제 및 항암제 등으로 활용되어 왔다고 한다. 또한, 항산
화, 항염 효과 등도 있다고는 알려져 있다.

국내 연구진의 한 실증적인 연구(참고 문헌 19)에서도 탈모 치료제
로서 효과가 입증되었다고도 한다.

동 연구에 의하면, 어성초 추출물은 세포들의 에너지 신진대사
(Metabolism) 촉진과 유전자 표현 조절을 통하여 모유두의 생성과
성장기를 연장하는 효과가 탁월하다고 한다.

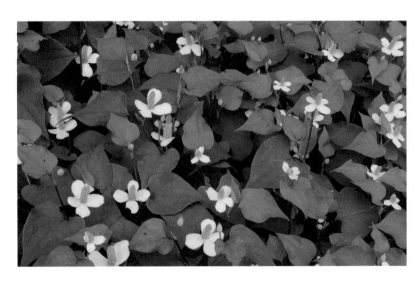

브로콜리(Broccoli)

 여성들이 남성보다 훨씬 높은 빈도로 발생하는 증상이 '빈혈'이다. 여성은 주기적으로 생리를 하기 때문이다. 또한, 임신을 한 경우에는 평소보다 훨씬 많은 양의 혈액의 공급이 필요하기 때문에 평소에 빈혈이 없던 여성도 임신한 경우에는 약 30%는 빈혈 증상을 겪게 된다고 한다.

 빈혈은 혈액이 인체 조직의 대사에 필요한 산소를 충분히 공급하지 못해 조직의 '저산소증을 초래'하는 경우를 말한다. 조직에 산소를 공급하는 일은 혈액 내의 적혈구가 담당하고 있으므로 적혈구 내의 혈색소(헤모글로빈)를 기준으로 하여 빈혈을 진단한다.

 빈혈은 비타민B12나 엽산이 부족하여 발생하는 경우도 있지만, 가장 흔한 원인은 철분이 부족해서 발생한다. 그래서 임신한 여성들이 철분과 엽산을 많이 챙겨 먹는 것이다.

 철분은 혈액 생성과 체내 산소 운반에 관여한다. 철분이 부족하면 신체 각 기관에 혈액과 산소가 충분히 공급되지 못하기 때문에 어지럼증과 두통 증상을 겪게 되는 것이다.

 철분이 부족하면 빈혈이라는 증상만 일어나는 것이 아니다. 철분이 부족하면 신체가 가장 급한 곳부터 산소를 보내기 때문에, 두피와 모낭까지는 산소가 제대로 전달이 되지 않아 머리카락이 쉽게 빠지게 되는 '탈모 증상'을 겪게 된다. 그만큼 탈모에 있어서도 중요한 역할을 하는 것이다.

철분은 우리 인체가 필요한 영양소 중에서 '흡수율'이 가장 낮은 것으로 악명이 날리고 있다. 철분은 동물들과 식물들을 통하여 섭취할 수 있는데, 동물성으로 섭취한 철분의 흡수율은 약 15%이고, 식물성으로 섭취한 것은 이보다도 훨씬 낮아 약 5%에 불과하다.

철분이 부족한 경우에는 철분이 많이 함유된 음식을 먹거나 영양제로 보충을 해 주어야 한다. 동물성으로 철분을 많이 함유하고 있는 것은 각종 동물의 간이다. 식물 중에는 여기서 기술하고 있는 브로콜리와 철분 대사를 촉진하는 인디언 구스베리, 갈근 등이 있다.

그런데, 흡수율이 매우 낮은 특성이 있으므로 이를 높이는 방법을 병행하면 큰 이점이 있을 것이다. 비타민C가 많은 음식과 함께 철분을 섭취하면 철분의 흡수율이 몇 배로 올라간다고 한다.

그러면 철분과 엽산을 많이 함유하고 있으면서 비타민C도 함유하고 있는 식물이 있다면, 철분 부족으로 인한 빈혈이나 탈모에는 일석이조의 효과가 있을 것이다. 그것이 바로 '브로콜리'이다.

브로콜리(broccoli)는 로마제국 시대에도 먹던 양배추의 한 종류를 이탈리아에서 계량한 것이다. 그래서 '인간이 만든 채소'라고도 한다.

우선, 브로콜리는 '비타민C 덩어리'라고 불릴 수 있을 정도로 비타민C를 많이 함유하고 있다. 브로콜리 100g에 비타민C 함량은 하루 권장량의 149%나 들어있다.

브로콜리에는 비타민C뿐만 아니라 철분과 엽산까지 함유하고 있는데 브로콜리의 철분은 다른 일반 채소에 비하여 2배나 많다.

게다가 브로콜리는 도파민의 생성을 도와 불안감, 스트레스, 우울감을 완화시켜 주는 효과도 있어 정신 건강에도 좋고, 탈모도 방지하고 피부 질환을 완화하여 외모까지도 멋지게 해 주는 역할을 한다고 한다.

탈모뿐만 아니라 우리 전체 신체 건강에 비타민C가 매우 중요한 역할을 한다는 점에 대해서는 앞부분에서 충분히 언급하였다.

그런데, 브로콜리는 '비타민C의 보고(寶庫)'라고 부를 수 있을 만큼, 비타민C를 많이 함유하고 있다.

이뿐만 아니라, 이 식물에는 여타 우리에게 유익한 각종 영양소도 많다. 브로콜리 자체가 '**종합 영양제와 같은 역할**'을 하는 것이다.

따라서, 비타민C를 비롯한 여러 영양제를 하나하나 별도로 구입하여 섭취하는 것보다는 '브로콜리'를 자주 그리고 충분히 먹는 것이 훨씬 다양한 성분의 영양소를 섭취할 수 있는 매우 효율적인 방법으로서의 대안(alternative)이 될 수 있을 것이다.

브로콜리에는 비타민A, B, C, E, K와 베타카로틴, 루테인, 셀레늄, 식이섬유 등 항암 물질들이 다량 함유되어 있다. 또한 발암 물질을 해독하는 '인돌'도 들어 있다. 인체에 필요한 각종 영양소들이 많은 식물인 것이다.

브로콜리는 송이 부분과 줄기 부분으로 구성되어 있다. 각종 영양소는 송이보다 줄기 부분에 더 많다. 꽃이 피기 전의 것을 채취하여 섭취하는 것이 좋다.

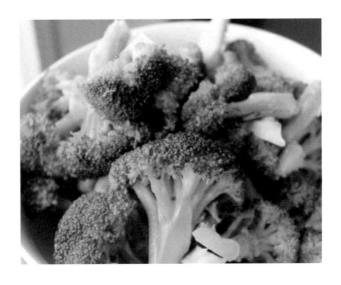

※ 식물의 변질

식물의 질 변화는 부패, 변패, 산패, 발효 등 다양하다. 이 중 인간에게 유익하게 변화하는 경우도 있지만, 해로운 방향으로 변화하는 경우가 많다.

'부패'는 단백질 성분이 썩는 것이다. 이 과정에서 암모니아가 발생하면서 악취가 나게 된다.

동물이나 식물이나 지방은 에너지원이고 에너지의 저장 수단이 된다. 식물은 지방을 대부분 열매에 저장한다. 우리 인간은 이 열매들을 채취하여 식물성 지방을 얻어 식용유 등으로 이용한다. 이렇게 채취한 식물성 지방(기름, 오일)이 산화되는 것을 '산패'라고 한다. 튀김 오일을 오래 사용하면 검게 변하는 것과 같은 원리이다.

단백질, 지방 이외에 탄수화물이나 식이섬유, 당질이 나쁘게 변질되는 것을 '변패'라고 부른다.

반면 주로 미생물들이 작용하여 바람직한 방향으로 변화하는 경우도 있다. 이런 경우를 보통 '발효'라고 부른다. 식빵, 간장, 된장, 치즈, 요구르트와 같은 경우이다. 곡물로 술을 만들거나 포도즙으로 와인을 만들거나 삭힌 홍어 등도 이에 해당한다.

식물이 나쁜 방향으로 변질되는 것을 막기 위해 여러 가지 방법이 사용된다.

가장 간단한 수단이 온도를 조절하는 것이다. 미생물은 15~37도에서 잘 생육하므로, 낮은 온도에서 '냉장 보관'하거나 '가열'하여 미생물을 사멸시킨 후 보관하는 것이 대표적이다.

미생물이 생육하는 데 필요한 수분을 제거하여 건조시키거나 산소를 차단하기 위하여 '진공 포장'하고, 잔존 산소의 농도를 낮추기 위해 '질소 가스를 충전'하는 방법이 사용된다.

또한, 부패균은 pH 5.0 아래에서는 생육이 어려우므로, 젖산, 초산 등으로 산도를 낮추면 부패하지 않는다. 이 원리를 이용한 것이 '산절임법'이며, 피클이나 발효유 등이 그 예이다.

이 책의 내용 중 가장 강조하고 싶은 몇 가지가 있다.

첫째는 "린스는 가급적 쓰지 말고, 샴푸는 현재 사용하는 횟수를 3분의 1 수준으로 줄이고, 화학성분보다 천연성분을 이용하라."는 것이다. 과도한 화학제품의 사용이 후천적인 탈모의 주범이기 때문이다.

이 것만 실천을 해도 의외로 효과가 크다. 저자가 워낙 강조하다 보니, 저자와 주변 몇 사람들이 실천을 했다. 머리카락이 빠지는 속도가 현저히 줄고 두피가 건강해지는 것을 느낀다는 분들이 꽤 있다.

둘째는 "비타민C만은 꼭 챙겨 먹으라"는 것이다. 탈모 예방 및 치료를 위해서뿐만 아니라 전체 건강을 위해서 반드시 필요한 영양성분이기 때문이다.

셋째는 "탈모에 대한 기본 지식을 갖추고 대처하라"는 것이다. 그래야 잘못된 정보나 군중심리에 휘둘리지 않고 올바르게 판단을 할 수 있는 힘이 생기기 때문이다.

탈모가 탈모인에게 미치는 영향은 단순한 미용의 차원의 문제가 아니다. 일반인이 생각하는 것보다 훨씬 크고 심각한 경우도 의외로 많다. 앞서 언급한 바와 같이 '당사자만이 아는 고통과 외로움'이라는 표현이 적절할지도 모르겠다.

젊은이들이 조금이라도 돈을 아끼기 위해 소위 탈모인들의 성지라고 하는 의원을 찾아다니지 않도록 하는 것이 필요하다.

무엇보다 이 책이 탈모로 고통을 받고 있는 분들에게 조금이라도 희망이 되고 길잡이 역할이 되었으면 하는 바람이다.

어떤 처방이든 모든 사람에게 동일한 효과를 주는 것은 없다. 각자에게 맞는 약이 있듯이, 여러 환경적 제약 등으로 각 개인이 활용할 수 있는 방법도 제약이 있을 수 있고 다양할 것이다.

그중에서 우리 가까이에 있는 방법들을 찾아보는 것도 좋은 방안이라고 생각한다.

탈모와의 싸움은 긴 마라톤과도 같은 것이다. 꾸준히 할 수 있는 '지속 가능한 방법'이어야 한다. 탈모는 그래야 효과가 있다는 것을 우리는 알기 때문이다.

설령 어떤 방법이나 치료제가 탈모에 도움이 된다고 하더라도 그것이 또 다른 스트레스 요인이 된다면, 그 방법보다는 조금은 부족할지 모르지만 다른 방법을 찾는 것이 좋다고 생각한다.

탈모에 나쁜 영향이 있을지도 모른다는 이유로 너무 지나치게 조심하는 것도 바람직해 보이지 않는다. 모든 것이 지나치면 그에 상응하는 부작용과 대가가 뒤따르기 마련이기 때문이다.

예컨대, 피나스테리드에 대해서는 "임신한 여성은 물론이거니와 임신 가능성이 조금이라도 있는 여성은 만져서도 안 된다."라고 엄중히 경고하고 있다. 이는 동물 실험에서 '피나스테리드를 먹인 동물'이 성기 기형의 새끼를 낳았기 때문이다.

그러나, 이와 같은 엄중 경고는 조심하는 차원을 넘어 너무 지나치다고 생각된다. 어떤 고체 약을 잠시 만진다고 이것이 피부를 뚫고 들어가지는 못할 것이기 때문이다. 그런 물질을 발견한다면 노벨상을 몇 번을 받고도 남을 것이다.

임산부 주변에는 이보다 훨씬 위험한 오염원들이 더 많다고 생각되고 모든 것을 지나치게 주의하다가는 그 위험보다는 지나친 조심에 따른 스트레스에 숨이 막혀 병이 날 확률이 높을 것이다. 우리 인생 자체가 많은 위험 속에 살 수밖에 없는 것은 불가피한 일이다.

이 책 내용의 상당 부분은 앞서 연구해 놓은 분들의 것을 차용하였음을 부인할 수 없다. 그러나, 소화를 시켜서 스스로의 표현이 되도록 노력하였고, 최대한 쉽게 표현하려고도 했다.

한편으로는 기회가 있을 때마다 새로운 시각에서 의문을 가지려고 노력했다. 그리고 이에 대한 만족할 만한 해답을 찾기 위해 나름 혼신의 힘을 기울였다. 그러나 여전히 부족한 부분이 많이 있다.

여러 자료를 읽다가 노트나 노트북에 내용만 기록해 놓은 것들(메모 당시에는 책을 쓰리라고는 상상을 못 했다)을 일부 책 내용으로 하다 보니, 일부 내용을 차용하였음에도 시간의 경과 등으로 인해, 하나하나 인용하는 것은 거의 불가능한 상황이 되어 버렸다.

충분한 인용구를 달지 못하고 인용을 한 측면이 있어 미안한 마음이다. 많이 참고한 자료는 주요 참고 문헌이란 이름으로 별도로 첨부하는 형식을 취하였다.

이 책 출판이 가능했던 것은 여러 분야의 전문가분이 아낌없이 본인이 터득한 지식을 나누어 주고, 성의 있게 자문을 해 주었기 때문에 가능했다. 지면을 빌려 감사의 말씀을 드린다.

마지막으로, 부족한 글을 끝까지 읽어 주신 독자 여러분께 감사드린다. 끝.

| 주요 참고 문헌 |

1. Chittur S, Parr B, Marcovici G. **Inhibition of inflammatory gene expression in keratinocytes using a composition containing carnitine, thioctic Acid and saw palmetto extract.** Evid Based Complement Alternat Med 2011; 2011: 985345.

2. Thornfeldt CR. **Chronic inflammation is etiology of extrinsic aging. J Cosmet Dermatol** 2008; 7: 78–82.

3. Kwon OS, Han JH, Yoo HG et al. **Human hair growth enhancement in vitro by green tea epigallocatechin-3-gallate (EGCG).** Phytomedicine 2007; 14: 551–5.

4. Kim YY, Up No S, Kim MH et al. **Effects of topical application of EGCG on testosterone-induced hair loss in a mouse model.** Exp Dermatol 2011; 20: 1015–7.

5. Murata K, Takeshita F, Samukawa K et al. **Effects of ginseng rhizome and ginsenoside Ro on testosterone 5areductase and hair re-growth in testosterone-treated mice.** Phytother Res 2012; 26: 48–53.

6. Kamimura A, Takahashi T, Watanabe Y (2000) **Investigation of topical application of procyanidin B-2 from apple to identify its potential use as a hair growing agent.** Phytomedicine 7:529–536

7. Kwon OS, Han JH, Yoo HG, Chung JH, Cho KH, Eun HC, KimKH (2007) **Human hair growth enhancement in vitro by greentea epigallocatechin-3-**

gallate (EGCG). Phytomedicine 14:551–555

8. Herman A, Herman AP (2013) **Caffeine's mechanisms of action and its cosmetic use.** Skin Pharmacol Physiol 26:8–14

9. Prager N, Bickett K, French N, Marcovici G (2002) **A randomized, double-blind, placebo-controlled trial to determine the effectiveness of botanically derived inhibitors of 5-alpha-reductase in the treatment of androgenetic alopecia.** J Altern Complement Med 8:143–152

10. Pumthong G, Asawanonda P, Varothai S, Jariyasethavong V, Triwongwaranat D, Suthipinittharm P, Ingkaninan K, Leelapornpisit P, Waranuch N (2012) Curcuma aeruginosa, **a novel botanically derived 5a-reductase inhibitor in the treatment of male-pattern baldness: a multicenter, randomized, double-blind, placebo-controlled study.** J Dermatol Treat 23:385–392

11. Greenberg JH, Katz M (1996) **Treatment of androgenetic alopecia with a 7.5% herbal preparation.** J Dermatol Treat 7:159–162

12. Gupta PK, Chauhan NS, Pathak A (2013) **Effect of Trigonella foenum – graecum Linn. (seeds) and Butea monosperma Lam.(flowers) on chemotherapy-induced alopecia.** Spatula DD 3:121–125

13. Hiipakka, R.A., Zhang, H.Z., Dai, W., Dai, Q., Liao, S., 2002. **Structure-activity relationships for inhibition of human 5alpha-reductases by polyphenols.** Biochem. Pharmacol. 63, 1165–1176

14. M. S. Baliga and J. J. Dsouza, **"Amla (Emblica officinalis Gaertn), a wonder berry in the treatment and prevention of cancer,"** European Journal of Cancer Prevention, vol. 20, no. 3, pp. 225–239, 2011.

15. R. S. Thakur, H. S. Puri, and A. Husain, **Major Medicinal Plants of India, Central Institute of Medicinal and Aromatic Plants,** Lucknow, India, 1989

16. Ji Young Oh,corresponding author1 Min Ah Park,2 and Young Chul Kim, **Peppermint Oil Promotes Hair Growth without Toxic Signs,** 2014 Dec: 30(4): 297–304.

17. Jaeyoon Kim,a Jae young Shin,a Yun–Ho Choi, a Mi Jang,aYou Jin Nam,b So Young Lee,a JeongHoon Jeon, **Hair Growth Promoting Effect of Hottuynia cordata Extract in Cultured Human Hair Follicle Dermal Papilla Cells** Biol. Pharm. Bull. 42, 1665–1673 (2019)

18. Jing–Hua Wang1, Shambhunath Bose2, Na Rae Shin1, Young–Won Chin3, Young Hee Choi 4 and Hojun Kim1, **Pharmaceutical Impact of Houttuynia Cordata and Metformin Combination on High–Fat–Diet–Induced Metabolic Disorders:** Link to Intestinal Microbiota and Metabolic Endotoxemia, Endocrinol. 9:620. doi: 10.3389/fendo. 2018

19. Naphatsorn Kumara Wandee Rungseevijitprapab Nual–Anong Narkkhongc MaitreeSuttajitd Chaiyavat Chaiya, **5α–reductase inhibition and hair growth promotion of some Thai plants traditionally used for hair treatment,** Journal of Ethnopharmacology Volume 139, Issue 3, 15 February 2012, Pages 765–771

20. Murugusundram S. **Serenoa Repens: does it have any role in the management of androgenetic alopecia?** J Cutan Aesthet Surg 2009; 2: 31–2.

21. Adhirajan N, Dixit VK, Chandrakasan G. **Development and evaluation of herbal formulations for hair growth.** Indian Drugs 2001; 38: 559–63

22. Yunes Panahi, PhD;1 Mohsen Taghizadeh, PhD **Rosemary Oil vs Minoxidil 2% for the Treatment of Androgenetic Alopecia: A Randomized Comparative Trial.** Skinmed 13:15–21

23. Anna Herman 1, Andrzej P Herman **Topically used herbal products for the treatment of hair loss: preclinical and clinical studies,** Arch Dermatol Res 2017 Oct;309(8):595–610.

24. T W Fischer 1, U C Hipler, P Elsner **Effect of caffeine and testosterone on the proliferation of human hair follicles in vitro.** Int J Deratol 46:27–35

25. Anna Herman 1, Andrzej P Herman **Essential oils and their constituents as skin penetration enhancer for trans dermal drug delivery:** a review, J pharmacol 67:473–485

26. R. P. Singh S. Parpani, R. Narke, R. Chavan **Phytosome: recent advanc reseach for Novel Drug Delivery System.** Asian J Pharm Res Development 2:15–29

27. Ajazuddin 1, S Saraf(2010) **Applications of novel drug delivery system for herbal formulations,** Fitoterapia 81:680–689

28. Gian Carlo Tenore, Domenico Caruso, Giuseppe Buonomo, Maria D'Avino, Rita **Annurca Apple Nutraceutical Formulation Enhances Keratin Expression in a Human Model of Skin and Promotes Hair Growth and Tropism in a Randomized Clinical Trial** DOI: 10.1089

29. Qiudong Jiang,a,b, Yeming Wu,a,b, **Development of essential oils as skin permeation enhancers: penetration enhancement effect and mechanism of action** 2017; 55(1): 1592–1600. Published online 2017 Apr 12

30. Kiran Sharma, Ashu Mittal, **Aloe Vera as Penetration Enhancer** Int. J. Drug Dev. & Res. | January – March 2015 | Vol. 7 | Issue 1

31. Bozzi, A., Perrin, C., Austin, S., Arce, V. F., 2006. **Quality and authenticity of commercial aloe vera gel powders.** Food Chem. 103(1), 22–30.

32. Jörn Michael Völker Nadine Koch Maike Becker Adolf Klenk, **Caffeine and Its Pharmacological Benefits in the Management of Androgenetic Alopecia:** A Review, Skin Pharmacol Physiol 2020;33:153–169

33. TBos JD, Meinardi MMHM. **The 500 Dalton rule for the skin penetration Jan D. Bos and of chemical compounds and drugs.** Exp Dermatol 2000: 9: 165–169.

34. **Caffeine neutralises the negative effect of testosterone,** Conducted at the Clinic and Polyclinic for Dermatology and Venerology of the University of Hamburg–Eppendorf

35. Yi Zhang, Mingming Xiang, Yun Wang, Jun Yan, Yijun Zeng, Jin Yu, Tian Yang, **Bulge cells of human hair follicles: segregation, cultivation and properties,** Colloids and Surfaces B: Biointerfaces 47 (2006) 50–56